LES

SOURCES THERMALES

DE LOËCHE.

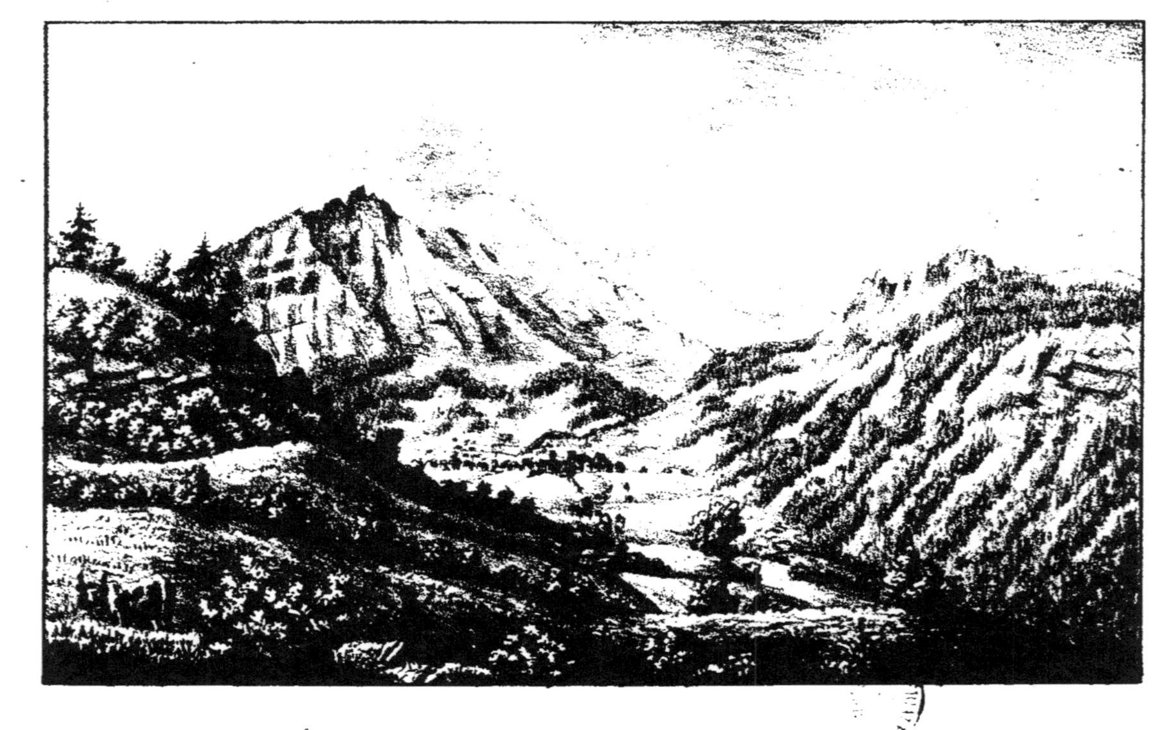

Vue des Environs des Bains de Loëche.

LES
SOURCES THERMALES
DE LOËCHE,
AU CANTON DU VALAIS.

PAR

Joseph Hyacinthe Grillet,

DOCTEUR EN MÉDECINE DE LA FACULTÉ DE BERLIN, MÉDECIN
A LOECHE-LES-BAINS PENDANT LA SAISON DES EAUX.

SION,

IMPRIMERIE DE CALPINI-ALBERTAZZI.

—

1845.

INTRODUCTION.

—

Des auteurs nombreux et pleins de mérite se sont déjà occupés,
depuis longtemps, des sources thermales de Loëche. Ces eaux,
célèbres par leurs propriétés curatives, fréquentées chaque année par un nombre toujours croissant d'étrangers, ne pouvaient
manquer d'attirer l'attention du monde médical, et leur situation au milieu d'un séjour remarquable, presque aux sommités
des Alpes, devait exciter au plus haut point l'intérêt des curieux,
des voyageurs et des naturalistes.

La description de cette vallée intéressante, où la nature a
réuni tous les contrastes, eut mérité une plume plus exercée
et plus élégante. Aussi n'est-ce pas sans un profond sentiment
de l'insuffisance de nos forces que nous avons entrepris ce court
travail.

Pour ce qui concerne un grand nombre de points topogra-
phiques et la détermination des hauteurs diverses, nous avons
eu recours à la complaisance de M. le chanoine Berchtold dont
les travaux trigonométriques en Valais ont été exécutés avec une
rigoureuse exactitude.

Un naturaliste distingué, M. le chanoine Rion, a eu l'obligeance
de nous communiquer des notes intéressantes sur la botanique

de la vallée qu'il a si souvent parcourue. Son riche herbier renferme toutes les plantes rares qu'elle produit.

Nous avons fouillé, pour la partie historique un grand nombre de chroniqueurs tant valaisans qu'étrangers qui nous ont laissé quelque chose sur Loëche-les-Bains. La plupart contiennent des fragmens précieux et d'une grande utilité ; si quelques autres ne fournissent que des données moins certaines, c'est que souvent ils se sont contentés de prendre une simple note en passant.

L'époque véritable de la découverte des sources thermales de Loëche est incertaine ; il est impossible de la déterminer d'une manière positive.

Le résumé des anciennes analyses des eaux minérales de Loëche n'offre plus de nos jours qu'un faible intérèt. Ces opérations se ressentent plus ou moins, les unes de l'enfance de la chimie, les autres de la précipitation avec laquelle on a procédé et du défaut des moyens perfectionnés d'analyse connus aujourd'hui.

Ce ne fut qu'en 1827 que l'on eut, sur les eaux de Loëche, une analyse complète et que MM. Brunner et Pagenstecher, de Berne, publièrent leur excellent travail sur cette matière.

Comparées entre elles, les diverses analyses les plus récentes présentent encore des différences notables. C'est ce qui a fait naître la pensée d'entreprendre un nouveau travail analytique complet sur les eaux. Il a été exécuté par M. Pyrame Morin, de Genève, chimiste distingué, dont les talens et les connaissances sont généralement connus.

Le développement rapide qu'a pris, dans ces dernière années, Loëche-les-Bains ; les améliorations nombreuses et utiles qu'on y a introduites, celles qui sont à la veille d'être réalisées, la construction de plusieurs hôtels, la nouvelle route pour les voitures qui sera bientôt achevée ne font qu'augmenter l'intérèt que présente cette localité remarquable à laquelle un avenir toujours plus brillant et une prospérité croissante sont désormais assurés.

Si quelques branches de l'administration des bains laissent encore à désirer, c'est un inconvénient que l'on rencontre dans presque tous les établissemens de ce genre ; surtout au fort de la saison des eaux où il y a foule.

Nous signalerons les modifications indispensables et les changemens qui sont d'une nécessité urgente. Quelques-uns, ceux entre autres qui ont pour but l'organisation intérieure et le service mieux entendu des bains, ne doivent pas souffrir de retard. Nous ne critiquerons pas ; notre seul désir est d'être utile.

Avril 1845.

LES

SOURCES THERMALES

DE LOËCHE.

TOPOGRAPHIE.

Sous le 25° 17, 25, de longitude et le 46° 22, 33 de latitude, à une hauteur de 4351 pieds au-dessus du niveau de la mer (*), au pied de la chaîne des Alpes, qui séparent le canton de Berne de celui du Valais, se trouvent les sources célèbres et le petit village auquel elles ont donné naissance, connu sous le nom de Loëche-les-Bains. Il est situé au fond du bassin de l'une des nombreuses vallées latérales qui s'ouvrent dans la grande vallée du Rhône. Celle dont nous

* Ces calculs sont extraits de l'excellente notice inédite de M. le chanoine Berchtold sur la vallée de Loëche-les-Bains. Il est vivement à regretter que cet intéressant travail n'ait pas été publié. L'auteur qui, pendant de longues années, a habité Loëche-les-Bains, était mieux que tout autre à même de traiter cette matière. Au reste, ses vastes connaissances et ses longs travaux trigonométriques sur le Valais sont la meilleure source où l'on puisse puiser quand il s'agit de topographie.

parlons s'ouvre à Loëche-le-Bourg, se dirige irrégulièrement au nord, pour tourner ensuite insensiblement au levant.
Sa profondeur est d'environ quatre lieues.

Le voyageur qui, pour la première fois, fait son entrée
dans cette vallée si sauvage et si pittoresque à la fois,
marche de surprise en surprise et passe à chaque instant
d'un sentiment de plaisir à un mouvement de terreur. Jusqu'ici il devait suivre péniblement un simple sentier sans
direction et sans régularité, tantôt se perdant dans les profondeurs sombres et rocailleuses de la vallée, tantôt s'élevant rapidement aux sommités escarpées et tortueuses de
ce terrain fortement accidenté, dominant les bords perpendiculaires d'affreux précipices.

Les sensations si inattendues et si diverses que fait
éprouver cette nature grandiose ne sont pourtant pas sans
charmes pour les amis des spectacles imposans et sublimes,
des tableaux sévères et rians que déploient presque partout
les hautes Alpes aux regards étonnés de l'infatigable et
courageux touriste.

La vallée de Loëche-les-Bains ne le cède à aucune autre
pour la beauté et la variété des sites, les contrastes les
plus frappans, les aspects les plus ravissans et les plus
sauvages. La nature s'est plu à réunir tous les extrêmes
dans cet espace resserré. On y trouve le génie et la faible
main de l'homme luttant avec les forces gigantesques et des-
tructives des élémens, les beautés de la plus vigoureuse
végétation à côté de la désolation et de la nudité du désert,
les traces brillantes de la civilisation moderne et les restes
simples et grossiers des mœurs antiques et de la vie pa-
triarchale.

Là, c'est la chaîne du Gemmi sombre et mélancolique qui
présente tristement aux regards du passant ses larges flancs
déchirés, nus et décharnés. Aucune végétation ne recouvre
ses innombrables et majestueuses pyramides. Ici, source
intarissable de la Dala bruyante, c'est un vaste glacier,

entr'ouvert de larges et profondes crevasses, offrant ses coupes fantastiques et ses teintes capricieuses, ou des amas immenses de neiges éternelles qui déroulent aux sommités des monts leur nappe éblouissante.

Ailleurs, c'est une forêt de sombres mélèzes, clair-semés sur les flancs du rocher. Antiques comme le monde, ils tiennent à peine par leurs vastes et noueuses racines, mises à nu par le temps, au sol qui les a vus naître, et luttent péniblement contre la tempête qui gronde si souvent en ces lieux.

Près de là, des bouquets magnifiques de noirs sapins attestent par leur aspect vivace que la végétation déploie ici toute sa force et toute sa splendeur. Au pied de ces rochers effrayans et dépouillés, au-dessous de ces forêts silencieuses, s'étend un admirable tapis de verdure parsemé de mille plantes rares. Tout est contraste, tout est extrême dans ce coin de terre. Le glacier éternel a posé ses fondemens à côté de la source brûlante. A la température la plus douce, la plus enivrante de la belle saison succède le souffle froid et glacé de l'aquilon et des vents de la montagne.

L'été étale dans la vallée toutes ses beautés, et prodigue toutes ses jouissances; l'hiver y ramène le morne abattement, la tristesse et le silence de la solitude qui, dans cette saison, fait de Loëche-les-Bains un endroit comparable au coin le plus reculé du monde.

Le calme et l'orage, le soleil et le nuage se disputent tour à tour l'empire de cette sauvage contrée. Le bruit du tonnerre et de la tempête est subitement remplacé par le plus profond silence. A un jour calme et délicieux succède une nuit d'agitation et de tourmente.

Le temps est beau et l'azur des cieux est sans nuages, toute la nature sourit. L'air embaumé du parfum des fleurs, l'atmosphère imprégnée d'une chaleur douce et vivifiante, tout invite à la jouissance, tout éprouve une vie nouvelle et se sent agité d'inexprimables émotions. Mais voici l'ouragan qui va passer tout à coup sur cette ravissante scène et assombrir un instant ce délicieux tableau.

Le ciel se rembrunit; les nuages amoncelés se précipitent, s'entrechoquent et crèvent avec fracas sur les sommités des monts; l'éclair a déchiré la nue; le bruit sourd du tonnerre gronde dans le lointain et se répète de rocher en rocher; la pluie tombe par torrens, et voilà les flancs de la montagne sillonnés de mille ruisseaux dont les flots argentés tombent et se brisent en cascades fumantes, viennent se perdre à grand bruit au fond du vallon et disparaître dans les ondes écumeuses de la Dala. Puis, subitement le soleil reparaît brillant de tout son éclat; les élémens un instant bouleversés rentrent dans le calme et la tranquillité. Ces changemens de temps sont si prompts et les variations de la température si brusques dans la vallée des Bains, que souvent elles se renouvellent plusieurs fois dans un jour.

Ces imposans phénomènes, ces scènes changeantes émeuvent l'âme. Des pensées sérieuses et touchantes remuent profondément en présence de cette création prodigieuse. Image du cœur de l'homme où combattent tour à tour le calme et la passion, où les émotions douces et paisibles font place aux agitations pénibles et tumultueuses, où les sensations poignantes et amères succèdent aux pensées tendres et consolantes; image du cœur de l'homme, cette mer que bouleversent en secret tant d'orages et de tempêtes et dont la légèreté et la faiblesse oublie le lendemain les jouissances ou les chagrins de la veille.

A Loëche-les-Bains, l'hiver est d'une longeur désolante et d'une rigueur extrême. Souvent il commence déjà au mois d'octobre et dure jusqu'au mois de mai. Pendant sept mois tout est enseveli sous la neige qui tombe quelquefois au village à la hauteur de cinq ou six pieds. Les hauteurs, les sinuosités, les accidens du terrain ont disparu; la neige chassée par le vent a nivelé tous les enfoncemens; les chemins ne sont plus praticables. Le thermomètre tombe souvent à 18 et 19° R.

13

au-dessous de zéro. Les vents soufflent avec véhémence; leurs
tourbillons emportent la neige avec une telle violence que
souvent l'on ne voit pas à six ou huit pieds de distance. Quelquefois la neige tombe sans interruption pendant une se-
maine entière (*). Les habitans sont enfermés dans leurs
chaumières ; on dirait que tout ce qui respire va disparaître
pour jamais sous ces masses énormes s'accumulant sans cesse
et avec une effrayante rapidité. Tout soupire, tout gémit sous
le poids d'un pénible sentiment de tristesse, d'angoisse et
d'abattement.

Enfin le ciel s'éclaircit peu à peu ; la lumière reparaît; le
soleil vient éclairer de ses rayons ces espaces immenses
couverts de neige et resplendissant d'une blancheur éclatante. Les habitans rassurés sortent de leurs demeures, portent vers le ciel qui avait disparu à leurs yeux un regard de
reconnaissance et d'attendrissement, et rendent un nouvel
hommage à celui qui tient ainsi entre ses mains les destinées du monde.

Et pour comble de contraste, au milieu de ce monde de
neige et de glace, la nature a ouvert la route à ces sources
brûlantes qui coulent sans interruption et en si grande abondance qu'une seule d'entre elles fournit plus de deux et demi
millions de livres d'eau par jour et, serpentant dans leur fuite
à travers les prairies recouvertes de plusieurs pieds de neige,
laissent derrière elles une trace fumante dans un trajet de
plus de 800 pieds (**).

Lorsque le printemps reparaît, tout à Loëche-les-Bains
subit une nouvelle méthamorphose. La vallée entière change
d'aspect. Les masses de neiges accumulées pendant l'hiver
disparaissent comme par enchantement. Les frimas font place

(*) Dans l'hiver de 1843 à 1844, il a neigé 15 jours sans interruption.
(**) M. Berchtold.

à la verdure et où s'étendait naguère une vaste nappe de neige se déploie déjà un superbe tapis parsemé de mille fleurs. Tout renaît à la vie et se livre au mouvement qui précède la saison des eaux. Ceux des habitans qui, pendant la rigueur de l'hiver, avaient émigré dans quelques localités de la plaine, rentrent dans leurs foyers, pour reprendre leurs occupations habituelles. Les montagnes ont changé leur aspect sombre en un tableau animé et riant. Les troupeaux retournent dans leurs pâturages et le berger retrouve avec émotion ses sentiers écartés, ses fraîches fontaines, l'ombre du mélèze et du sapin et l'abri de son chalet.

La saison des eaux est revenue; les étrangers arrivent. La vie des bains reprend son allure accoutumée, la société son bruit, ses causeries, ses amusemens et ses promenades. Puis dans quelques semaines tout ce monde élégant venu de toutes les contrées de l'Europe comme pour se faire une courte visite, disparaît de nouveau avec la rapidité de l'éclair. Tout part, tout se disperse; plusieurs ne se reverront plus; pour d'autres leur séjour à Loëche-les-Bains sera un rêve. Tout a disparu, le silence de la solitude a repris son empire sur cette contrée, il y a peu de jours encore si animée et si bruyante.

Deux routes conduisent à Loëche-les-Bains; l'une par le Valais, l'autre par le canton de Berne. Les voyageurs qui traversent le Valais pour se rendre aux eaux, arrivent pour la plupart de la France et de la Savoie par Genève ou le canton de Vaud, se dirigeant sur St-Maurice et de là sur Sion. Les autres, venant de l'Italie, traversent le Simplon, très-peu le St-Bernard à cause de la difficulté que présente le passage, surtout pour les malades et le transport des effets. Les personnes qui viennent de l'Allemagne ou de la Suisse allemande arrivent ordinairement par Thoune et le Gemmi.

De Sion, la route du Simplon, monument éternel du génie et de la puissance de Napoléon, conduit le voyageur à Sierre. Dans tout ce trajet qu'il parcourt en entier sur la rive droite du Rhône, rien de remarquable ne frappe ses regards, si ce n'est le cours du fleuve, ses vastes et terribles débordemens, qui dans certains endroits s'étendent sur presque toute la plaine.

Sierre, à trois lieues de Sion, avec une population de 889 habitans, admirable par la beauté, l'étendue et la richesse de son fertile territoire, n'est remarquable aujourd'hui que par quelques maisons de belle apparence, dispersées à d'assez grandes distances sans ordre et sans régularité. Les côteaux magnifiques, qui le couronnent au nord, semés de nombreux villages, sont d'une étonnante fécondité, surtout en vins dont quelques-uns sont de qualité supérieure.

Sierre fut longtemps la résidence d'un grand nombre de familles nobles et puissantes dont quelques-unes n'existent plus. L'amateur d'antiquités y trouvera de nombreuses et intéressantes ruines à visiter. Demeures des anciens seigneurs, ces châteaux furent détruits, les uns par le temps, les autres pendant les guerres presque continuelles que le peuple eut à soutenir contre la noblesse, surtout au commencement du quinzième siècle.

Entre Sierre et le Rhône sur une petite éminence, on aperçoit de loin l'ancienne chartreuse de Géronde, fondée en 1330 par Aymon de la Tour, Evêque de Sion. Au milieu des guerres qui agitèrent le pays, cette maison eut ses jours de prospérité et de décadence, on peut dire même ses jours de misère; car au dire de quelques chroniqueurs, elle fut à diverses reprises abandonnée faute de ressources, puis occupée de nouveau par différens Ordres religieux (*). Elle est aujourd'hui une propriété de l'évêché de Sion.

Le voyageur trouve à Sierre tous les moyens de transport

(*) Stumpff, Chronique, l. 11, page 349.
Sed regione assiduis bellis vexata, exhaustis cœnobii opibus, patres hujus familiæ alias sedes quærere coacti sunt. Simler, de Valles. 1,22.

pour Loëche-les-Bains. Il sera fort bien reçu à l'hôtel du Soleil dont la tenue parfaite recommande à tous les étrangers le propriétaire, M. Gros, qui met tous les soins à les satisfaire.

En partant de Sierre, deux routes conduisent jusqu'à Inden, petit village situé dans la vallée de Loëche-les-Bains. La première, que l'on ne peut parcourir qu'à mulet, suit la rive droite du Rhône, traverse des prairies riantes, des vignobles fertiles et conduit en trois-quarts d'heure à Sarquen, village antique, situé au milieu d'un riche territoire. Sarquen a une population de 403 habitans. Cet endroit est remarquable, et nos chroniqueurs en font souvent mention à cause des propriétés qu'y possédait anciennement l'Ordre des chevaliers de Malte avec un hôpital et une chapelle dont le fondateur est inconnu (*).

A Sarquen tout rappelle encore aujourd'hui la présence des chevaliers de Malte. La croix de l'Ordre se voit partout, sur l'autel, les murs et la voûte de la chapelle, sur la dalle qui recouvre dans le chœur le caveau qui servait de tombe aux chevaliers; il n'y a pas jusqu'aux girouettes qui subsistent encore sur l'ancienne maison qu'ils habitaient au midi de la chapelle, qui ne portent ce signe. Sur la voûte du chœur à gauche on lit encore aujourd'hui le nom de frère Jean Thibaud qui fut recteur de Sarquen de 1530 à 1564.

De Sarquen un chemin très-irrégulier s'élève insensible-

(*) *Hat ein Johanserhaus von des Stifftung ich nichts klares find.* Stumpff, ibid.

Cum Rhodiorum equitum œde cujus authorem nos ignoramus. Simler, ibid.

On trouve sur la Commanderie et l'hôpital de Sarquen, appartenant autrefois à l'Ordre de St-Jean de Jérusalem, de nombreux et intéressans détails sur l'origine, la durée et la fin de cet établissement dans les écrits de feu M. le chanoine A. J. de Rivaz. Topographie des Dixains, tom. IX, pag. 61 et suivantes.

ment au travers des vignobles et des prairies qui recouvrent tout ce côteau et conduit en trois quarts d'heure à Varone.

Dans une situation charmante, au pied d'un côteau rapide qui le couronne au nord, à une hauteur de 2370 pieds avec une population de 371 âmes, Varone possède un riant et fertile territoire. Ce village qui, au premier aspect, annonce l'aisance, preuve de l'activité et de l'intelligence de ses habitans, était autrefois un hameau de Loëche et n'a été érigé en paroisse que dans le dernier siècle. Il figure d'une manière bien triste dans l'histoire du Valais. En 1799, Varone fut complètement incendié par les Français, irrités de la guerre acharnée et de l'opiniâtre résistance que leur opposaient les paysans du Haut-Valais, défendant leur indépendance et leur antique liberté.

De Varone, l'ancien chemin, qui est très-rapide et fatigant dans presque tout le trajet, prend brusquement la hauteur pour gagner le curieux passage des galeries ou des échelles. A Varone le botaniste pourra cueillir le *Colutea arborescens*, *Orobanche cœrulea*, et sur le chemin, en approchant des échelles, *Coronilla coronata*; il trouvera encore sur les rochers des touffes de *Potentilla caulescens*, etc.

Dans une heure on arrive à l'oratoire qui se trouve au bord du chemin, presque à l'entrée du passage dont nous parlons, à une élévation de 3274 pieds au-dessus de la mer. De ce point on jouit d'une vue magnifique sur Loëche-le Bourg, le cours du Rhône, le bois de Finges, toute la grande vallée, au levant vers Viége et Brigue, au couchant vers Sion et Martigny. On découvre déjà une grande partie de la vallée des Bains, le village d'Inden; puis, sur le côteau opposé, celui d'Albinen, situé au milieu de prairies environnées de forêts sur un versant fortement incliné. Le vent frais qui vient de la vallée souffler au visage du voyageur l'avertit qu'il a quitté la plaine et qu'il s'approche des glaciers et des hautes régions qu'ils occupent.

C'est à cet endroit que se précipita, le 28 juin 1828, M. Achille Butthiau de Paris. Il paraît que ce jeune homme, voulant contempler l'effrayante profondeur du précipice où coule la Dala, s'avança trop imprudemment au bord du rocher dont les parois ont dans cet endroit une hauteur perpendiculaire de 1200 pieds. Ses membres en lambeaux furent recueillis au fond de l'abîme et transportés à Loëche-les-Bains où ils sont ensevelis.

En quittant l'oratoire, on s'engage dans le chemin remarquable qui a été taillé à travers les parois verticales du rocher. Il n'a pas toujours été tel qu'aujourd'hui. Le passage ne pouvait s'effectuer anciennement qu'au moyen d'échelles; car on l'appelle encore de nos jours *les échelles* quoiqu'il n'en existe plus (*).

C'est la position des échelles que les Valaisans défendirent avec tant de courage et de persévérance contre les troupes françaises, pendant la guerre de 1799. Trois cents Valaisans, conduits par Barthélémy Walther, homme déterminé, gravirent, pendant la nuit du 19 au 20 mai, des rochers presque inaccessibles, près d'Inden, et gagnèrent les hauteurs qui dominaient la position. Ce mouvement audacieux échappa à leurs ennemis qui furent tournés et dans la surprise perdirent un grand nombre des leurs.

Après avoir traversé les galeries et un trajet pierreux, formé des débris du rocher effrayant qui surplombe et menace de ses flancs énormes la tête du passant, on entre dans une forêt de sapins dans laquelle le chemin s'élève insensiblement jusqu'aux prairies qui environnent au couchant le petit village d'Inden que l'on atteint dans une demi-heure.

(*) Le passage des échelles, tel qu'on le voit aujourd'hui, fut ouvert par des Tyroliens en 1739, à peu près à la même époque que celui du Gemmi, comme l'atteste encore l'inscription allemande taillée dans la paroi du rocher au bas du passage : *Meister Bartholome Kroninger, gebürtig in dem Tyrol,* 1739.

Le chemin pénible et difficile que nous venons de parcourir de Varone à Inden, par les échelles, ne tardera pas à être abandonné, s'il est donné suite, comme on ne peut en douter, au projet d'ouverture d'une route qui conduirait de Sierre à Varone et de ce dernier endroit à Inden.

Cette nouvelle route, pour les voitures, en sortant de Varone, traversera les belles prairies situées au levant du village pour arriver au rocher près de l'embouchure de l'ancien aqueduc qui suit le tracé et où la route est déjà ouverte sur un espace de quelques cents toises. Trois ans de travail et des sommes considérables ont déjà été consacrés à tailler les rocs entre Varone et Inden, et de si grands sacrifices n'ont pas ralenti un instant l'ardeur des courageux habitans de ces deux localités.

Les galeries inférieures, la hauteur exceptée, ne sont pas moins remarquables que les supérieures par la hardiesse de l'exécution, les précipices qu'elles dominent, et l'émotion indicible qu'éprouve le passant en traversant ce passage dangereux. A tous égards ce trajet mérite d'être vu soit en allant, soit en quittant les Bains. Il se joindra, au-dessous d'Inden, à la route neuve qui s'ouvre actuellement sur la rive gauche de la Dala et part de Loëche-les-Bains.

Inden, petit village de 64 habitans, avec une église, entouré au couchant de belles prairies à une élévation de 3610 pieds au-dessus de la mer, est assis au bord d'un versant rapide qui descend d'un côté presque verticalement vers la Dala et paraît de loin comme suspendu au bord d'un abîme.

C'est à Inden que se réunissent la route que nous venons de parcourir et celle qui, suivant la rive opposée du Rhône et de la Dala conduit de Sierre au pont de Loëche, par la route du Simplon. Nous allons la décrire.

A quelques minutes de Sierre, la route du Simplon traverse le Rhône et regagne la rive gauche du fleuve pour entrer dans le bois de Finges. A l'entrée de cette forêt le voyageur est frappé par la présence de nombreux monticules de forme conique plus ou moins régulière, recouverts de pins et se succèdant sur un assez grand espace dans la profondeur de la forêt. Leur configuration singulière a beaucoup occupé les géologues qui ne paraissent pas encore bien d'accord sur les véritables causes de leur formation (*).

Le bois de Finges est célèbre par la longue et courageuse résistance que les Valaisans embusqués sur ces mamelons et les enfoncemens qui les séparent, opposèrent en 1798, aux troupes françaises qui ne purent jamais parvenir, par la force, à déloger de leur ténébreuse retraite les intrépides paysans, et perdirent beaucoup de monde dans maints combats partiels.

De Sierre au pont de Loëche, la route est triste et monotone. Rien ne réjouit la vue du voyageur que l'aspect lointain des prairies et des vignobles situés sur la rive opposée du fleuve vers Sarquen et Varone. Au midi, de sombres forêts de pins dominées par une chaîne de rochers dépouillés de toute végétation ou des ravins nombreux et rapides qui souvent viennent endommager la route ; ce qui, depuis longtems , avait fait naître la pensée de la construire sur la rive droite du Rhône de Sierre à Loëche, où elle serait beaucoup plus sûre et plus agréable.

Au-dessous de Loëche on quitte la route du Simplon pour repasser sur la rive droite du Rhône sur un pont couvert en bois dont l'entrée était autrefois défendue par une tour qui n'existe plus.

Un trajet de route, construit il y a quelques années seulement, conduit, par de nombreux contours au Bourg que l'on atteint en vingt minutes.

Loëche-le-Bourg est situé sur le versant du côteau septentrional de la vallée du Rhône. Des vignobles et quelques

(*) Voyez Engelhardt, *Naturschilderungen*, etc. Bâle 1840, page 52.

prairies l'environnent au midi et au couchant; il est dominé au nord par des forêts et au levant par de rapides ravins qui descendent vers le Rhône. Son élévation est de 2261 pieds au-dessus de la mer; sa population de 1067 habitans.

Ce bourg est très-ancien, comme l'attestent les ruines nombreuses et imposantes qui frappent les regards du voyageur à son arrivée. En 516, Loëche figure déjà au nombre des riches localités sur lesquelles Sigismond, roi de Bourgogne, affectait d'immenses revenus à l'abbaye de St-Maurice (*). Ses rues étroites et tortueuses, l'architecture de ses vieux édifices, ses ruines, restes des manoirs redoutables de ses anciens seigneurs, son église que l'on considère comme l'une des plus anciennes du pays, sa maison bourgeoisiale dont l'aspect tout féodal étonne encore, sa position remarquable, défendu qu'il était au levant et au nord par des hauteurs et de vastes forêts, au midi par le Rhône, au couchant par la Dala dont les deux ponts étaient défendus par de fortes tours (les ruines de celle qui défendait le passage sur cette dernière rivière existent encore aujourd'hui); tout annonce que Loëche était une localité importante du Valais épiscopal. Sa position forte, au centre du pays, lui valut souvent l'honneur de voir les diètes se réunir dans son sein (**).

La puissante famille des de Rarogne et l'Evêque de Sion y possédaient des châteaux qui furent détruits pendant les guerres qui tourmentèrent le pays en 1414 et 1415 (***). Le

(*) **M. A. J. Rivaz**, ouvrage cité page 3.

M. Boccard, Histoire du Vallais, page 21.

(**) *Leucæ solet princeps* (l'évêque) *celebrare comitia ditionis suæ, cum hoc oppidum medium teneat locum totius regionis.* Munster, Sebast. *Cosmographia universalis*, l. 3, p. 340.

Simler, *de Valesia*, l. 1, p. 22.

(***) Stumpff, Chronique, l. 11, pag. 348. Munster, *loc. cit.*

Raronii barones castellum quoddam in hoc vico olim incoluere. Simler, *loc. cit.*

château de l'Evêque fut reconstruit plus tard; c'est sur les ruines d'une vieille tour qui y était attenante et que l'Evêque céda à la bourgeoisie en 1541 qu'a été construite la maison communale telle qu'on la voit encore aujourd'hui.

Nous aurions beaucoup de choses à dire encore sur Loëche-le-Bourg, si cela ne nous entraînait hors des bornes que nous nous sommes prescrites pour ce court travail.

On trouve de précieux détails sur Loëche, son église, ses vieux châteaux, son ancien couvent de religieuses, sa noblesse, les hommes remarquables qu'il a fournis à la magistrature, au sacerdoce, etc., dans les recherches historiques consignées dans les écrits de M. le chanoine A. J. de Rivaz que nous avons déjà cité.

Les voyageurs sont parfaitement reçus à Loëche à l'hôtel de la *Croix d'or* tenu par M. de Werra, dont la rare obligeance mettra à leur disposition tous les moyens de transport pour arriver aux Bains.

A Loëche-le-Bourg, les personnes qui se rendent aux eaux sont obligées de quitter leurs voitures pour lesquelles le chemin de la vallée n'a pas été praticable jusqu'ici. La construction de la nouvelle route qui sera bientôt achevée, comme nous le dirons ailleurs, mettra fin à cet inconvénient fort désagréable pour les malades, pour ceux surtout qui sont atteints d'affections graves qui les privent de l'usage de leurs membres, ce qui les plaçait dans la nécessité de se faire transporter à bras d'hommes, opération fort pénible en raison de la grande distance et du mauvais état des chemins.

La montée de Loëche aux Bains se fait ordinairement à mulet, ainsi que le transport des effets, ce qui inspire souvent une grande frayeur, surtout aux femmes et aux enfans peu habitués à l'aspect de ces localités sauvages et des précipices affreux dont la route est parfois bordée. Mais les mulets ont une si grande habitude de ces chemins difficiles et raboteux; leur pied est si sûr que, malgré le danger que présentent certains passages, on peut sans crainte s'abandonner à leur instinct qui ne les trompe presque jamais.

Une commission établie à Loëche-le-Bourg procure à tous les étrangers des guides, des mulets et tout ce qui est nécessaire au transport des effets. Un tarif que nous communiquons à la fin de ce travail règle le prix du voyage pour les guides, etc.

En quittant le Bourg, l'ancien chemin qui conduit aux Bains est très-escarpé, pierreux et fatigant jusqu'à la petite chapelle de Sᵗᵉ Barbe que l'on trouve à l'entrée de la forêt, à une hauteur de 2891 pieds.

C'est le point où l'on se trouve à peu près vis-à-vis du passage des galeries ou des échelles de Varone, et d'où l'on peut le plus facilement se faire une juste idée de la profondeur effrayante qu'elles dominent. L'on aperçoit aussi les galeries inférieures ou le nouveau trajet de route ouvert, comme nous l'avons dit, pendant les trois dernières années, dans la direction du grand aqueduc de Varone. Une grande partie de la vallée se présente au nord aux regards du voyageur, et le petit village d'Inden, que l'on aperçoit au sommet d'un mamelon élevé, se trouve placé au milieu du tableau dont il augmente singulièrement la beauté et les contrastes.

De la chapelle de Sᵗᵉ-Barbe jusqu'à la Dala, le chemin actuel traverse une partie de la forêt et descend sur presque tout le trajet (*). On repasse sur la rive droite de la rivière sur un mauvais pont en pierres. La distance qui sépare le pont de la Dala d'Inden est la partie la plus rapide et la plus fatigante de toute la route.

Comme nous l'avons dit, en partant de Sierre, les deux routes de Loëche-le-Bourg et de Varone viennent se réunir

(*) Par la nouvelle route, tout cet espace, environ une demi-lieue, est complètement horizontal.

à Inden. De ce dernier village aux Bains on comptait, par l'ancien chemin, une lieue et demie sur un terrain coupé dans toute sa longueur de montées et de descentes. Celui qui a été ouvert dernièrement est plus régulier, plus court et moins rapide.

Malgré la réputation si bien méritée des sources thermales de Loëche et la grande affluence d'étrangers qu'elles attirent chaque année; malgré les réclamations et les plaintes sans nombre qui se faisaient entendre de toutes parts, il n'y a eu pendant des siècles que les misérables sentiers que nous venons de décrire pour conduire à ces thermes des malades et des infirmes de tout genre, des vieillards quelquefois privés de l'usage de leurs membres, des personnes de haute distinction, des femmes faibles et délicates, des enfans chétifs et maladifs; encore, dans presque toute l'étendue de la vallée, ces chemins difficiles étaient-ils laissés dans un état d'abandon déplorable.

Mais il est des améliorations que tôt ou tard la nécessité réalise. La civilisation moderne dont le souffle inspirateur remue toutes les âmes, développe toutes les intelligences et pousse toutes les nations, souvent malgré elles, dans la voie du progrès et des réformes utiles, vint aussi éclairer de son flambeau les populations simples et insouciantes de la vallée de Loëche-les-Bains. Elles comprirent qu'un avenir plus brillant était réservé aux sources précieuses que la nature bienfaisante fait jaillir du sein de leurs montagnes, et, se réveillant de leur longue apathie, elles sentirent le besoin d'une amélioration essentielle, l'ouverture d'une route pour les voitures jusqu'au village des Bains.

Pendant bien des années, cette route fut demandée à plusieurs reprises. Les projets et les promesses se succédèrent, mais toujours sans résultat. Tantôt des localités rivales, tantôt des magistrats indifférens mirent obstacle à l'exécution de cette belle entreprise. Un jour les plans ne pouvaient satisfaire toutes les exigences; le lendemain des embarras de finances ou des difficultés politiques agitaient le pays; tout semblait conspirer pour priver à jamais cette intéressante localité d'un bienfait qui était pour son avenir d'une si vaste portée.

Quelques hommes éclairés de Loëche-les-Bains réunis à d'autres des communes voisines, fatigués de tant d'incertitudes et de renvois interminables, mirent fin à cet état de choses et se déterminèrent sérieusement à mettre seuls la main à l'œuvre. Il ne leur fut pas difficile de faire comprendre au peuple de la vallée l'importance de leur projet et de l'entraîner dans leur résolution. Aussi commencèrent-ils, en 1841, les travaux sur presque toute la ligne qui sépare Inden des Bains. Il est vrai qu'ils ne furent pas très heureux dans l'exécution de cet ouvrage. Leur élan généreux eût mérité une direction meilleure et surtout plus éclairée, car de nombreuses corrections sont devenues nécessaires sur presque tout le trajet.

Cependant leurs efforts honorables ne restèrent pas sans résultats; ils fixèrent les irrésolutions du gouvernement qui intervint dans cette entreprise et pris sous sa surveillance la direction des travaux.

Ce n'est pas ici le lieu de s'étendre sur le mérite de cette route; nous laissons cette tâche aux hommes spéciaux. Mais il est vrai de dire que M. de Torrenté, ingénieur en chef du Valais, contrarié dans ses projets, a eu de nombreuses difficultés de terrain à surmonter à travers les gorges et les rochers de la vallée, ce qui nuit peut-être à l'ensemble et défigure ce beau travail. Dans un an cette route sera entièrement achevée. Le voyageur ou le malade arrivera en voiture à Loëche-les-Bains, sans avoir rien perdu des scènes attrayantes ou terribles que la nature lui ménageait par l'ancien chemin.

La seconde route, pour arriver à Loëche-les-Bains, est celle qui traverse une partie du canton de Berne de Thoune, par la vallée de Frutigen, à Kandersteg. Elle quitte ce dernier village où les voitures parviennent encore, pour s'engager ensuite dans les hauteurs et les gorges tristes et sévères qui forment les environs du Schwarbach, petit refuge isolé aux sommets des monts, où le voyageur, traversant ces lieux déserts, est enchanté, pour se reposer un instant de ses fatigues, de trouver un abri et des rafraichîssemens. Nous reviendrons ailleurs sur cet utile établissement.

Du Schwarbach, suivant toujours un sentier pénible et rocailleux, on cotoie bientôt les bords solitaires et désolés du lac Dauben (*Daubensee*), alimenté par la fonte du glacier de Lamern. En été, quand il est à sa plus grande hauteur, sa longueur est d'environ une demi-lieue sur dix minutes de large. Sa profondeur est peu considérable. On ne connaît aucune issue visible à ses eaux qui s'échappent à travers les couches d'ardoises dont les bancs inclinés vers le nord, forment la base de toute la chaîne du Gemmi.

Enfin, l'on parvient au sommet du Gemmi d'où l'œil étonné découvre tout à coup, à une profondeur immense, le petit village de Loëche-les-Bains, qui paraît être sous les pieds, mais que l'on n'atteindra que dans une heure et demie d'une descente dangereuse et fatigante.

Ce passage fameux a été décrit par des auteurs nombreux. Les manuels des voyageurs en Suisse parlent tous avec plus ou moins de vérité et d'exactitude de sa construction hardie et unique. Nous nous abstenons de nous en occuper ici plus au long, nous proposant de donner quelques détails historiques sur ce passage intéressant en décrivant les promenades diverses des environs de Loëche-les-Bains.

Arrivé à Loëche-les-Bains, le voyageur ou le malade se sent doucement affecté. Comme il n'a pu y parvenir qu'en éprouvant mille émotions de tout genre, à travers des lieux sauvages et solitaires, où les traces de son semblable se trouvent à peine imprimées, son âme se repose en retrouvant l'homme, la société et ses agrémens. A celui qui souffre, il faut des sensations douces et consolantes ; il faut de l'espoir à celui dont de longues et cruelles infirmités ont ruiné ou presque détruit l'existence. Il est donc heureux, lui, perdu

un moment auparavant dans des gorges profondes, suspendu
au flanc du roc à pic menaçant sa tête, étourdi par le bruit
du torrent rapide mugissant au fond de l'abîme, il est heureux, disons-nous, de se trouver au milieu de ses parens,
de ses amis, de ses connaissances et des soins empressés
qui lui sont prodigués.

Puis, quelle jouissance il éprouve, lorsque revenu de
toutes ces pénibles émotions au milieu d'une journée sans
nuages, plongé dans cette atmosphère embaumée des mille
parfums qu'exhalent de toutes parts les plantes des hautes
Alpes, et se promenant sur ce magnique tapis de verdure,
de cette verdure qu'on ne voit que là (*), il contemple et
mesure de l'œil le cercle immense de rochers qui l'entoure
et duquel il lui semble impossible de sortir jamais. Ses regards se portent avec admiration sur les beautés sans nombre
qui l'environnent, beautés tristes et sévères, riantes et pittoresques. D'un seul coup-d'œil il embrasse tous les contrastes
du sommet du Gemmi bouleversé par la violence et le choc
des élémens, jusqu'au fond du vallon embelli de tous les
trésors d'une riche végétation.

(*) On entend souvent dire aux étrangers à Loëche-les-Bains
que la verdure des prairies qui environnent le village a une teinte
particulière; peut-être est-elle l'effet du reflet sombre projeté
par les chaines des rochers qui les dominent.

HISTOIRE.

—

Il paraît qu'à une époque réculée toute la vallée de Loëche-les-Bains était couverte de vastes forêts dont nul n'avait osé sonder les sombres profondeurs. Aussi était-elle appelée la vallée des (*Boës*) bois (*). Tout devait en effet inspirer l'horreur et l'épouvante à l'approche de ces lieux solitaires et inconnus où nul mortel n'avait tenté de pénétrer et dont rien ne troublait le silence que les chutes répétées du torrent se précipitant d'abîme en abîme, le mugissement des vents agitant les cimes tristes et silencieuses du melèze et du sapin, ou les cris et les hurlemens des animaux féroces, sortant de leurs sanglans repaires, pour parcourir ces bois déserts où ils régnaient en maîtres.

La chaîne colossale de rochers, aux parois perpendiculaires, qui entourent de toutes parts cette contrée sauvage (**), les masses de glace et de neige qui couvrent éternellement leurs sommités, le fracas des avalanches roulant au fond des précipices, le bruit sourd de la Dala écumant au fond de l'abîme, tout semblait défendre l'entrée (***) de cette espèce de

(*) *Vallis nemorum.* Collinus, *de Sedunorum thermis, apud* Simler.

(**) *Vallis, cœlum pene tangentibus jugis undique septa.* Simler, page 20.

(***) *Horrendus, difficilis que aditu, is locus erat.* Collinus ibid.

sanctuaire mystérieux que la crédulité des temps anciens n'avait pas manqué de peupler d'esprits, de spectres, d'êtres imaginaires, de divinités sauvages, de bêtes féroces et de raconter sur ces lieux inconnus mille histoires effrayantes et merveilleuses dont nous n'avons aucune idée (*).

La vallée fut inhabitée pendant bien des siècles. La tradition rapporte qu'enfin des chasseurs courageux s'aventurèrent dans les profondeurs ténébreuses de ces bois à la poursuite des bêtes féroces et frayèrent quelques étroits sentiers à travers les abîmes. Plus tard des bergers les suivirent et s'avancèrent peu à peu dans ces gorges où ils conduisaient paître leurs troupeaux. Ils abattirent les forêts et transformèrent en pâturages ces vastes collines, construisirent des cabanes et des chalets (**) et pénétrèrent enfin au fond de la vallée où ils découvrirent les sources (***).

Nous ne savons rien de positif sur l'époque véritable de la découverte des eaux thermales de Loëche. Ce fait remarquable se perd dans l'obscurité des temps. L'histoire du Valais, au reste, si l'on remonte à des siècles un peu reculés, est souvent couverte de ténèbres et remplie d'incertitudes. Bridel, sans citer les sources où il a puisé, désigne le douzième siècle comme l'époque où ces eaux commencèrent à être connues (****).

Quoique nous soyons à peu près dépourvus de documens historiques sur les eaux de Loëche, antérieurs au commencement du quatorzième siècle, il est hors de doute qu'elles

(*) *Locus erat in quo nemini habitare quam hamadriadibus, nymphis aut feris, aut illis qui has insequuntur, liceret.* Collin ibid.

(**) *Magalia casasque struere cœperunt.* Collinus.

(***) *A pastoribus pecudes suas æstivo tempore illic pascentibus, vel ut alii, quibus magis assentior, a venatoribus inventæ sunt.* ibid.

(****) *Bridel,* Essai statistique sur le canton du Valais. Zurich, 1820, page 125 (édition allemande).

étaient fréquentées bien longtemps avant cette époque, et que leur réputation s'établit aussitôt que les premiers colons eurent observé leurs effets remarquables sur certaines maladies du corps humain.

Il est probable que les premiers bergers qui vinrent se fixer dans la vallée sortirent de Loëche-le-Bourg, cette localité étant par sa position la plus rapprochée et ses habitans le plus à la portée d'utiliser ses forêts et ses pâturages. Aussi paraît-il hors de doute que les plus anciens propriétaires de la vallée et des sources minérales qui s'y trouvent furent la bourgeoisie ou du moins quelques-uns de ses ressortissans. Au reste le droit de péage, au moins en partie, que la bourgeoisie a exercé de tout temps sur le passage du Gemmi, droit qu'elle percevait elle-même ou concédait à des particuliers sous certaines conditions, et qu'elle a conservé, comme nous le dirons ailleurs, jusqu'en 1824, établit d'une manière incontestable l'ancienneté de sa propriété dans la vallée.

Au treizième siècle, la bourgeoisie de Loëche avait déjà avec la commune des Bains des rapports si intimes qu'elles paraissaient n'avoir qu'une seule et même volonté; preuve que ses habitans et ceux de la vallée étaient liés d'intérêt et probablement par la parenté depuis plusieurs siècles (*).

Sans citer les documens sur lesquels il fonde son opinion, M. de Rivaz prétend que le chemin du Gemmi a été fréquenté depuis un temps immémorial et qu'il a toujours servi de voie de communication entre la vallée de Loëche et celle de Frutigen.

_____

(*) *Cum ante* aliquot sæcula *Communitas Burgesiæ Leucæ una cum valle Balneorum tantopere fuerit conjuncta ut idem velle ac nolle videretur* (Archives de Loëche).

D'ailleurs le nom de *bains de Loëche* que l'on retrouve partout dans les auteurs les plus anciens, semble pleinement confirmer cette opinion. *Aquæ leucinæ*, Stumpff. *Aquæ leucenses*, Munster. *Aquæ leucianæ*, Simler.

Quoiqu'il en soit, le passage du Gemmi était déjà connu et praticable au commencement du quatorzième siècle, et sans doute bien antérieurement, puisque l'armée bernoise le traversa déjà en 1318, descendit la vallée des Bains où elle commit toutes sortes de dévastations, et vint dans les plaines de Loëche livrer la célèbre bataille, appelée *des soupirs* (*).

Il est à présumer que ce fut dans ces temps de troubles et de luttes continuelles entre les peuples des deux pays que le plus ancien propriétaire dont les chroniqueurs fassent mention, un seigneur de Mans, fit élever dans ces lieux une tour dont on remarque encore des vestiges aujourd'hui (**), sur une petite éminence, au milieu des prairies qui dominent l'ancienne source des *lépreux*, au levant du village, et que l'on appelle aujourd'hui *source du bain des pauvres*.

On ne peut fixer d'une manière précise l'époque à laquelle cette tour fut construite, ni celle où vécut son fondateur; mais elle peut bien remonter à la fin du treizième ou au commencement du quatorzième siècle, puisque du temps de Collinus, qui écrivait sa notice sur les eaux de Loëche en 1569, cette tour était déjà très-ancienne et menaçait ruine (***).

A la suite de dissensions politiques, Mans fut obligé de quitter le pays et se réfugia en Allemagne.

Selon M. Boccard, la tour en question fut élevée aux Bains de Loëche par un certain Bergmann, vers le commencement du quatorzième siècle, pour protéger les gens de la vallée de Loëche contre les invasions des habitans de celle

---

(*) M. *de Rivaz*, page 15. — *Stumpff*, page 348. — *Bridel*, page 249, et autres.

(**) *Hanc* (cette tour) *quidam constructam a quodam viro nobili, cognomine Mans, affirmant.* Collinus, *loc. cit.*

(***) *Turris antiquissima jamque ruinam minitans*, ibid.

de Frutigen, avec lesquels les Valaisans avaient à cette époque de nombreux démêlés. Bergmann fut ensuite chassé du pays (*).

Le nom de Bergmann, que l'on ne retrouve relativement à la vallée de Loëche que dans l'ouvrage que nous venons de citer, ne serait-il pas une corruption de celui de Mans dont plusieurs auteurs font mention?

Selon quelques chroniques, la propriété de la vallée et des eaux minérales de Loëche doit avoir passé, après Mans, aux seigneurs de la Tour. Mais aucun document n'établit que l'endroit où se trouvent les sources ait jamais appartenu à cette famille (**). Ce qui a pu donner lieu à cette supposition, c'est que cette maison puissante possédait de grands domaines de l'autre côté du Gemmi, dans la vallée de Frutigen, qu'Antone de la Tour vendit en 1400 (10 juin) à la ville de Berne (***).

Ce qui paraît beaucoup plus certain, c'est qu'immédiatement après l'émigration de Mans la vallée de Loëche, les sources et le droit de péage qui se percevait au passage du Gemmi, devinrent en grande partie la propriété des seigneurs de Rarogne dont plusieurs furent vidames de Loëche, etc.

Cependant la bourgeoisie conserva toujours ses droits.

En 1402, Guichard de Rarogne céda pour un certain temps son droit de péage du Gemmi tel qu'il avait été perçu jusqu'alors (****), à la charge par le cessionnaire d'entretenir le chemin en bon état et de payer annuellement à la bour-

---

(*) Histoire du Vallais, page 75.

(**) *Nec usquam memoriæ proditum est locum in quo hæ thermæ sunt ad eos pertinuisse.* Collinus.

(***) *Stumpff*, l. 8, p. 247.

Tableaux de la Suisse, vol. IX, page 152 et 153.

(****) *Capiendum prout hactenus consuetum fuit etc.* (Archives de Loëche).

geoisie de Loëche la redevance de six sols maurisois pour les droits qu'elle avait sur les sources et les bains.

Le même Guichard de Rarogne renouvelle en 1407 la précédente reconnaissance annuelle de *douze deniers* à la bourgeoisie de Loëche pour ses droits sur les bains et les sources (*).

En 1436, les frères Hildebrand et Peterman de Rarogne, fils de Guichard, hypothéquèrent en faveur de la ville de Berne et en sûrcté d'une somme de 5000 livres.valaisannes qu'elle leur avait prêtée, leur droit de péage des Bains et plu-sieurs autres propriétés.

Peterman de Rarogne, le dernier membre de cette illustre famille, reconnaît encore, par procuration, en 1471, les droits de la bourgeoisie de Loëche qui paraissent plus étendus à cette époque que dans les actes antérieurs (**).

Sous les de Rarogne, vers le milieu du quinzième siècle, la propriété des sources et de la vallée était déjà divisée entre la bourgeoisie et un assez grand nombre de familles. Les Otschier (Oggier), de Loëche, en possédèrent une par-tie, ainsi que les Hertenstein, de Lucerne, et autres qui ven-dirent leurs prétentions en 1478 à l'Evêque Walther Super-saxo.

Les anciennes *sources des guérisons* spécialement ont long-temps appartenu aux Oggier. Des titres authentiques dé-montrent, comme nous le dirons ailleurs, qu'elles furent vendues plus tard par un membre de cette famille..

A la mort de l'Evêque Walther Supersaxo, en 1482, ses droits dans la vallée et sur les sources passèrent à son successeur, Jost de Sillinen.

(*) *De et super balneis et fonte calido.* (Archives de Loëche).

(**) *De et super fonte calido, cum fundis, juribus et aliis pertinen-tiis etc.* (Mêmes archives.)

Ce prélat éclairé avait un goût prononcé pour les constructions; aussi fit-il relever sur plusieurs points du pays les châteaux détruits pendant les guerres de 1414 et 1415. Les Bains de Loëche attirèrent surtout son attention; de nombreuses et utiles améliorations y furent introduites. La construction de plusieurs édifices publics considérables contribua puissamment à l'agrandissement et à l'embellissement du village. Il fit restaurer plusieurs anciennes auberges et construire un bain particulier pour lui (*).

Ce ne fut proprement que sous l'Evêque de Sillinen que les eaux thermales de Loëche commencèrent à jouir d'une grande réputation en Suisse et à l'étranger et que les malades s'y rendirent en grand nombre.

Après la mort de l'Evêque de Sillinen, le fameux cardinal Schiner, élu Evêque de Sion en 1500, éleva, comme prince souverain, des prétentions sur les possessions de son prédécesseur aux Bains et dans la vallée. Des difficultés sérieuses s'élevèrent relativement à cette affaire. La question fut portée par devant un tribunal d'arbitres choisis dans les cantons de Berne et de Lucerne. Les juges amenèrent les parties à une transaction. Le cardinal paya à Gaspard et Christophe de Sillinen, héritiers de l'Evêque défunt, une certaine somme au moyen de quoi il devint définitivement propriétaire.

L'Evêque de Sillinen tourmenté à la fin de sa vie par les troubles politiques qui agitaient le pays et obligé de s'enfuir n'avait pu mettre la dernière main à tous les travaux qu'il avait entrepris à Loëche-les-Bains. Le cardinal fit achever les édifices commencés et le surpassa encore par le zèle et l'ardeur qu'il mit à étendre la réputation des eaux, à rendre le séjour des Bains plus agréable, en y faisant élever plusieurs établissemens publics vastes et commodes, entre autres deux

____

(*) *Balnea peculiaria sibi hoc loco exstruxit et diversoria complura renovavit.* Simler, *de Valles.*, l. 1, page 27.

bains spacieux, dans les prairies, près de la grande source, jouissant d'une vue magnifique sur le vallon et la chaîne du Gemmi (*), probablement l'ancien *bain des nobles* et celui qui fut plus tard appelé *bain zurichois*. Une superbe maison en pierres de taille fut encore bâtie par le cardinal sur l'emplacement qu'occupent aujourd'hui la maison Julier et une partie de l'hôtel de France.

L'exemple donné par les deux prélats illustres dont nous venons de parler ne resta pas sans fruit. Plusieurs familles nobles et un grand nombre de riches particuliers du pays les imitèrent et firent bâtir à Loëche-les-Bains des maisons où ils venaient passer la belle saison. En peu de temps le village prit un développement rapide et ressemblait plutôt, par l'élégance de ses édifices, à une petite ville qu'à un hameau perdu dans les profondeurs d'une vallée sauvage.

La plupart de ces belles constructions et beaucoup d'autres de moins d'importance ne subsistèrent que quelques années. En 1518, une effroyable avalanche, se détachant du sommet de la montagne vint raser et détruire tous les grands établissemens de bains et un grand nombre d'habitations particulières jusqu'à l'église. Bridel (**) rapporte que soixante-une personnes perdirent la vie dans cette épouvantable catastrophe et furent ensevelis sous les ruines de leurs demeures.

Il est surprenant que Stumpff, Munster, Collinus, Simler et autres, les deux premiers surtout qui écrivaient peu de temps après sur Loëche-les-Bains, ne fassent aucune mention de ce désastre.

Cependant le village fut assez promptement reconstruit; Stumpff et Munster qui visitèrent ces thermes le premier 25, le second 27 ans après l'événement nous ont laissé des des-

(*) *Duo egregia et amœna exstruxit balnea quæ jucundissimum prospectum habent in colles virentes et saltus altissimos.* Collinus.

(**) Ouvrage cité, page 126.

criptions qui démontrent que la plus grande partie des bâtimens ruinés avaient déjà été relevés (*).

Au commencement du seizième siècle, sous le cardinal Schiner, la propriété des sources et de la vallée se divise de plus en plus; déjà de son vivant, il donna le tiers de ce qu'il possédait dans la vallée en contrat de mariage à sa nièce qui épousa Gabriel de Werra. A sa mort, ses deux frères Gaspard et Jean Schiner entrent en possession du reste qu'ils transmettent de leur côté à leurs héritiers respectifs.

La nièce du cardinal apporta donc à la famille de Werra la part des sources dont elle jouit encore aujourd'hui. Selon une autre opinion, les de Werra firent l'acquisition d'une autre part aux sources en donnant en échange au cardinal les propriétés considérables qu'ils possédaient dans le Haut-Conches, provenant des anciens comtes d'Ulrichen dont la famille s'était fondue dans la leur. Cet échange paraît doudouteux.

En 1529, les frères du cardinal, ses héritiers, renouvellent à la bourgeoisie de Loëche la reconnaissance d'une redevance annuelle d'un sol de service et de plaid pour ses droits sur l'ancienne source (de St-Laurent) (**), telle que l'avait reconnue 58 ans auparavant Petermann de Rarogne.

Depuis cette époque les Bains de Loëche prirent peu à peu un développement considérable. Le village s'agrandit; sa population augmenta; la réputation des eaux se répandit de plus en plus; les étrangers y accoururent en foule, surtout des cantons suisses, et malgré des dommages partiels causés par les avalanches, à des intervalles plus ou moins éloignés, on peut dire que la prospérité de cette localité allait croissant d'année en année.

(*) *Stumpff*, page 348. — *Munster*, page 347.

(**) *De antiquo fonte exeunte de subtus magnum lapidem etc.* (Archives de Loëche.)

L'affluence était déjà si grande au temps de Munster (1546) que sans la difficulté d'y arriver à cause du mauvais état des chemins on eut été dans l'impossibilité d'y recevoir tous les baigneurs qui les fréquentaient déjà à cette époque (*). Il y a donc trois cents ans que l'on sentait déjà le besoin d'une route et que le danger que présentait l'accès de cette localité était un obstacle à sa prospérité.

De tout temps on avait compris la nécessité de construire quelques ouvrages pour changer la direction des avalanches qui tombent chaque année de la montagne qui domine le village, au levant; d'élever des barrières pour paralyser leur chute et le préserver du danger et de la destruction qui le menaçaient. Peut-être le désastre de 1518 avait-il inspiré cette heureuse pensée aux habitans. Mais un long espace de temps s'étant écoulé sans accident marquant; ils se relâchèrent peu à peu. L'entretien et les réparations des barrières furent négligés et laissés à la fin dans un état d'abandon complet; il n'en restait plus que des vestiges consistant en quelques amas de pierres dispersés çà et là sur la colline sans ordre et sans régularité. Aussi eurent-ils plus tard à se repentir de cette insouciance, car dans le court espace de 60 à 70 ans l'avalanche tomba sept fois sur le village et emporta deux fois les bains et quelques bâtimens. Ces malheurs partiels ne réveillèrent pas les montagnards de leur funeste apathie; ils paraissaient, au contraire, se familiariser avec le danger qui les menaçait sans prendre aucune précaution pour l'éviter. Il leur fallut un de ces désastres affreux qui viennent de temps en temps jeter la consternation et le deuil au milieu des populations des hautes

---

(*) *Nisi obstaret portentosa montium altitudo, afflueret tantus hominum numerus quod satis spatii pro illis hospitandis non esset.* Munster.

Major esset frequentia, nisi via præceps, angusta et lubrica multos domi teneret. Simler.

Alpes. Nous voici arrivés à la plus épouvantable catastrophe qui soit jamais venue affliger les bons paysans de Loëche-les-Bains.

La relation que nous allons soumettre au lecteur a été écrite par un témoin occulaire (*), habitant de Loëche-les-Bains. Elle est en langue allemande, nous en extrairons les principaux passages :

Le 17 janvier 1719, à 8 heures du soir, une avalanche épouvantable fondit sur le village avec la rapidité de l'éclair. En un clin-d'œil plus de 50 maisons furent rasées. Tous les bains, les hôtels, un grand nombre de granges et de greniers furent entièrement détruits.

Dans les premiers momens le bouleversement fut tel que l'on ne put reconnaître l'emplacement que les divers bâtimens avaient occupé. Des édifices dont les murs étaient d'une solidité étonnante et que l'on croyait pouvoir résister à tout événement furent emportés avec la même facilité que les plus frêles habitations. De ce nombre fut la belle maison en pierres de taille construite sur la place par le cardinal Schiner, comme nous l'avons dit plus haut.

Mais ce qu'il y eut de plus triste et de plus désolant dans ce moment désastreux, c'est que cinquante-cinq personnes de tout âge et de tout sexe perdirent la vie. Les malheureuses victimes furent retrouvées, les unes à demi mortes, les autres entièrement écrasées sous les décombres; d'autres, emportées par le vent à une grande distance de leurs demeures, ensevelies sous la neige. Une grande quantité d'animaux domestiques périrent aussi. Depuis la place jusqu'à l'église quatre maisons seulement restèrent debout. Tout le reste avait disparu. Il faut encore remarquer qu'à cette époque, la plus grande partie du village se trouvait dans la proximité des

(*) Etienne Matter, major de Loëche.

sources et de l'église, sur la rive gauche de la Dala et ce n'est que depuis lors que les habitans transportèrent en plus grand nombre leurs demeures sur la rive opposée.

Aussitôt que la catastrophe fut consommée, on sonna le tocsin pour réunir ce qui restait de cette malheureuse population. On se mit à parcourir l'avalanche, avec mille dangers, pour chercher ceux qui peut-être respiraient encore. Près de l'église on trouva d'abord une femme morte et à côté d'elle deux autres qui avaient été pour ainsi dire miraculeusement conservées.

Le lendemain, 18, on chercha à réunir le plus de monde possible. Nul ne peut se faire une idée de cette nuit d'angoisses et de terreur, de la désolation et du désespoir des habitans lorsque le jour vint éclairer le désastre et montrer aux malheureux paysans, plongés dans la stupeur, toute l'étendue de leur infortune. Aucune expression ne peut peindre cette morne et poignante douleur. L'un pleure un père, une mère, l'autre une épouse, un enfant. Puis, sous ce climat rigoureux, séparés, pour ainsi dire, du reste du monde, au milieu de montagnes couvertes de glace et de frimas, plus d'habitations, plus d'asile, plus de ressources, tout est anéanti !

L'auteur de cette intéressante relation désigne ensuite tous les endroits du village et des alentours d'où les cadavres furent retirés. Il donne le nom de toutes les personnes qui furent retrouvées mortes ou vivantes et dont le plus grand nombre succombèreut plus tard à leurs contusions et à leurs blessures.

Au moment de la chute de l'avanche, la violence du vent fut si grande que quatre personnes furent emportées avec la rapidité de l'éclair jusque dans les prairies appelées *Marêche*, à une distance considérable au-dessous du village où elles ne furent retrouvées que le troisième jour.

Au-dessus de la grande source, sur l'emplacement actuel

de l'hôtel de la Maison Blanche, il existait déjà une auberge à cette époque. Un des garçons était descendu à la cave, pour chercher du vin, juste au moment que l'avalanche tomba sur le village. La maison fut emporté et le malheureux resta enseveli, au milieu des tonneaux, sous une masse énorme de neige. Pendant huit jours il resta dans cette position épouvantable. Le huitième jour on l'entendit crier. Il fut retiré de dessous la neige, mais il ne ressemblait plus qu'à un cadavre; il avait les pieds gelés et mourut huit jours après.

La désolation fut inexprimable dans le premier moment. La surprise, l'épouvante, le désordre au milieu de l'obscurité de la nuit, tout concourait à augmenter l'horreur de cette scène déchirante. Les masses de neige qui s'étaient amoncelées sur le village étaient d'une hauteur si effrayante que l'on désespéra d'abord de pouvoir en retirer jamais les infortunés qui avaient disparu. Dans les dix premiers jours, tous furent cependant retrouvés, à l'exception d'un enfant qui ne fut découvert qu'au printemps, après la fonte des neiges, dans les prairies au couchant du village.

Il vint beaucoup de monde au secours des malheureux habitans de Loëche-les-Bains qui seuls n'eussent pas été à même de fouiller partout pour retrouver les cadavres. Les gens de Loëche-le-Bourg, Varone, Albinen et Inden y accoururent en grand nombre. M. Jean Plaschi, curé des Bains, déploya un zélé et une activité admirable dans cette douloureuse circonstance. Il était partout à porter aux victimes qui vivaient encore les secours de la religion ou à prodiguer les plus touchantes consolations aux familles désolées par la perte des leurs dans cette nuit de tristesse et de deuil.

A la nouvelle du malheur qui venait de frapper Loëche-les-Bains, des secours considérables en argent furent recueillis en Suisse. Ils furent employés à reconstruire les bains. Une partie de cet argent et 200 Ls données par l'Etat du Valais furent destinées à la réparation et à l'entretien des barrières existantes et à la construction de celle qui est placée au-dessus de la forêt, au levant de Feuilleret.

Après la catastrophe de 1719, lorsque l'on creusa les fondemens des nouveaux édifices que l'on voulait reconstruire, on trouva à une certaine profondeur dans la terre des pierres de taille et des restes de murs très forts, preuve incontestable que le village et les bains avaient déjà été détruits antérieurement. Ces ruines provenaient, sans aucun doute, des belles et vastes constructions élevées par l'évêque de Sillinen et le cardinal Schiner à la fin du quinzième et au commencement du seizième siècle et qui disparurent dans le désastre de 1518.

En 1720, la quantité de neige qui tomba sur les montagnes fut de nouveau effrayante et tout faisait redouter une calamité semblable à celle de l'année précédente. En effet, l'avalanche tomba sur le village, le premier dimanche après carnaval, emporta le grand bain et une maison neuve qui venait d'être reconstruite.

Effrayés de tant de malheurs, les habitans de Loëche-les-Bains les considérèrent comme une punition du ciel. Ils prirent alors la résolution, pour apaiser la colère divine, de renoncer à tout plaisir mondain, de mener une vie de piété, de mortification et de prière. Le jeûne et l'abstinence furent ordonnés et la danse interdite sous des peines sévères.

Le village de Loëche-les-Bains ne fut rebâti que lentement après la destruction de 1719. Les habitans découragés par tant de revers successifs ne mirent que peu de zèle et d'activité à reconstruire de nouveaux édifices un peu considérables. C'est à ce découragement qu'il faut attribuer en partie le retard que l'on a mis à introduire dans les établissemens à Loëche toutes les améliorations et les commodités que l'on rencontre dans les grands bains de l'Europe. Les propriétaires reculaient sans cesse devant la crainte de voir anéantir chaque année des constructions coûteuses. Il faut dire, au reste, que tous les bâtimens subissent à Loëche-les-Bains des détériorations rapides, exposés qu'ils sont pendant huit mois de l'année à une humidité continuelle et sans cesse battus par la violence des vents, de la neige ou de la pluie. On se contenta donc des habitations strictement nécessaires pour donner asile aux malades pendant la saison des eaux, jusque vers le milieu du siècle passé où l'on voit de nouveau le village prendre un accroissement assez marquant.

En 1750 il était à peu près aussi étendu qu'aujourd'hui, à l'exception des grands hôtels construits dans les derniers temps.

Une avalanche causa encore, en 1756, de nouveaux ravages; elle emporta le bain Werra. La maison Julier, sur la place, éprouva un choc si violent qu'elle en fut ébranlée et la partie en bois déplacée obliquement sur les murs comme on la voit encore actuellement.

Le bain Werra fut de nouveau détruit, en 1767, avec une maison située au bas du chemin (*).

La barrière élevée dans les prairies, au levant du village, près de la forêt, fut réparée en 1791. Elle était déjà presque entièrement détruite en 1829. Le gouvernement décida qu'elle serait relevée et agrandie sur un plan de M. l'ingénieur Venetz qui fut chargé de la direction des travaux.

Cette barrière, telle qu'elle existe aujourd'hui, repose en grande partie sur l'emplacement de celle de 1791 avec de nombreuses corrections et des prolongemens considérables. Elle se développe obliquement sur une espace de 690 pieds en remontant le versant et présente un flanc à talus de 17 pieds de hauteur au courant de l'avalanche. L'Etat a contribué pour 4000 fr. de Suisse aux frais de sa construction, le surplus a été réparti entre les propriétaires des sources et la commune.

(*) Naterer, page 7.

Depuis 1767, le village n'a pas eu de grands malheurs à déplorer, grâces aux sages précautions dont nous venons de parler. Il a continué dès lors à reprendre de l'extension. Il s'est agrandi, sur les deux rives de la Dala, comme nous le voyons aujourd'hui. A l'exception de la Maison Blanche, tous les grands hôtels ont été construits à neuf dans les vingt dernières années. L'hôtel de France commencé en 1834, fut ouvert en 1836, et l'hôtel des Alpes commencé en 1838 fut mis avec son bain à la disposition des étrangers en 1844. Le nouvel hôtel de Bellevue, à l'entrée de la promenade, sera ouvert cette année.

SOURCES.

Nous n'essaierons pas de faire ici la description de toutes les sources chaudes que l'on rencontre, à des distances plus ou moins grandes, dans les environs de Loëche-les-Bains; elles sont en si grand nombre que plusieurs , sans parler de celles que leur position rend inaccessibles, sont absolument inutiles. Nous nous arrêterons spécialement à celles qui ont été connues probablement dès les premiers temps que la vallée fut habitée, et qui ont servi à alimenter les nombreux établissemens de bains qui y ont existé depuis leur découverte.

A voir l'abondance d'eau thermale qui jaillit sur divers points de la vallée et prend, selon toute probabilité, son origine au même foyer, puisque la chimie n'a découvert jusqu'ici aucune différence marquante dans sa composition, nous croyons rester au-dessous de la réalité en évaluant la quantité d'eau que fournissent les sources réunies, à 10,000,000 de litres en vingt-quatre heures. M. Morin, d'après ses calculs, admet comme expression très-approximative de la vérité 6,000,000 de litres par vingt-quatre heures pour la source de *St-Laurent* seulement. Aussi faut-il les mettre au nombre des plus abondantes de l'Europe.

La plus remarquable est la source de *St-Laurent*. Elle sort au nord de la place du village, à quelques pieds de l'angle de l'hôtel de la Maison Blanche, à une élévation, comme nous l'avons déjà dit, de 4351 pieds au-dessus de la mer. L'abondance en est telle qu'elle fournit à elle seule une quantité d'eau beaucoup plus considérable que celle de toutes les autres sources réunies. Sa température invariable est de 51° 25 C. au bouillon ou point d'émergence.

Le bassin où elle jaillit n'est pas visible; il est recouvert depuis des siècles d'une large dalle au-dessous de laquelle l'eau s'écoule pour venir sortir sous la petite chapelle construite dans le but d'entretenir la propreté et de servir en même temps de réservoir d'où s'échappent les deux canaux qui la conduisent au bain Werra, au bain Zurichois et des ventouses.

La dalle qui recouvre aujourd'hui encore le bassin de la source *St-Laurent* est la même qui existait déjà au temps de Collinus, qui en fait la description, et peut-être longtemps avant lui (*). Elle a dix pieds de long, trois et demi de large et neuf pouces d'épaisseur. Cette dalle, qui est recouverte du pavé, a été soulevée avec beaucoup de peine le 7 septembre 1844, lorsque M. Morin, voulut procéder à l'analyse des eaux. Ce n'est qu'après l'avoir enlevée que l'on peut apercevoir le véritable point d'où jaillit la source et se faire une juste idée de la quantité d'eau qu'elle fournit et des parties gazeuses qui s'échappent en si grande abondance que l'on croit voir bouillonner une vaste chaudière. De ce point part un conduit particulier pour alimenter les quatre piscines du *vieux bain*, situé à quelques pieds de distance seulement. La goutière qui coule continuellement au milieu de cet édifice et la douche sont alimentées par le même canal. Toute cette eau provient, sans qu'on s'en doute, de la source *St-Laurent*;

(*) *Oritur* (la source) *in publica via, ubi saxum ingens super impositum est, instar mensæ.* Collin.

aussi pourrait-elle, former un ruisseau suffisant, comme le disent quelques auteurs, pour mettre en mouvement un moulin (*).

A quelques toises, au nord de la précédente, sous les petites maisons qui bordent, au levant, la rue étroite qui conduit à l'église, jaillit la *source d'or*. Son nom lui vient, sans doute, de la propriété, commune du reste à toutes les autres, de donner une couleur jaune dorée aux pièces d'argent déposées pendant quelques jours dans ses eaux.

La *source d'or* coule continuellement par une goutière dans la piscine n° 4 du *vieux bain*. Elle est si peu abondante qu'elle ne suffit pas, pour alimenter ce seul carré.

La *source d'or* ne paraît donc être qu'un filet de celle de *St-Laurent* et s'en séparer à peu de distance de cette dernière. Aussi se trouble-t-elle en même temps que la grande source, lorsque ce phénomène remarquable se produit à la suite des grandes pluies, comme le prétendent quelques auteurs. C'est par erreur encore que d'autres ont avancé que les sources se troublaient périodiquement au mois de mai (**).

Quoiqu'il en soit de ces diverses opinions, nous devons cependant faire observer que, dans les premiers jours de septembre 1844, la *source des guérisons* qui alimente actuellement le bain de l'hôtel des Alpes, se troubla pendant plusieurs jours par un temps magnifique et que toutes les autres sources n'éprouvèrent dans cet intervalle aucun changement.

Souvent aussi nous avons entendu dire qu'il n'y avait que la source de *St-Laurent* et celle *d'or*, qui présentassent ce curieux phénomène. Cependant le fait que nous venons de rapporter, relatif à la *source des guérisons*, dé-

---

(*) *Ad molam impellendam sufficiens.* Collinus.

(**) Collinus, page 146. —Simler, page 21. —Schenkzer, 3, 121.

montre le contraire. Nous croyons plutôt que des observations suivies et exactes nous manquent encore à ce sujet.

Au-dessus du village, à 175 toises de la grande source, vers le nord, à deux cents pas environ de l'hôtel des Alpes, presque au bord du versant qui descend vers la Dala, au fond d'une prairie un peu marécageuse, se trouve la source du *bain de pied* (Fussbad) (*). C'est par erreur que MM. Brunner et Pagenstecher, dans leur excellent travail sur les eaux de Loëche, nomment cette source *Heilbad*. Ils sont les seuls auteurs qui l'aient ainsi appelée. Nous verrons plus bas que la source près de laquelle était situé l'ancien *bain des guérisons* proprement *Heilbad*, se trouve un peu plus loin. La source du *bain de pied* est recouverte d'un petit hangard, fort négligé, placé sur une espèce de piscine peu profonde, du milieu de laquelle on voit s'élever, à des intervalles plus ou moins considérables, les bulles de gaz qui s'échappent de son point d'émergence. Cette source, peu abondante, paraît avoir été assez fréquentée autrefois; elle n'est plus aujourd'hui que le refuge isolé de quelques pauvres malades qui viennent y baigner leurs pieds atteints d'ulcères dégoûtans ou d'autres maux qui ne leur permettent pas de prendre leur bain en commun (**).

Il serait cependant à désirer que ce hangard et le toit qui abritent cette piscine, qui d'année en année est moins fréquentée et ne tardera pas à être complètement abandonnée, fussent réparés avec soin et que ce bain pût continuer de servir à sa première destination, celle d'être utile aux malades de la classe indigente affectés de maladies qui les empêchent de prendre leur bain même avec les autres pauvres.

Les anciens attribuaient à cette source une action spéciale sur les ulcères de mauvaise nature; cette opinion n'est basée

(*) Razoumowski, dans son analyse, la nomme *petite source*.

(**) Il est remarquable que Simler ne fasse aucune mention de cette source.

sur aucune observation positive, puisque toutes les sources de Loëche ne présentent, quant aux élémens minéralisateurs, aucune différence notable. Peut-être la température moins élevée de la source du *bain de pied* et l'avantage de pouvoir baigner les parties malades dans un courant continuel, comme cela se pratiquait autrefois au bain *des guérisons* (*), ont-ils donné lieu à lui reconnaître des propriétés particulières.

Au levant de la source dont nous venons de parler, à une distance de cent pas environ, au pied du côteau qui domine les prairies marécageuses qui bordent le chemin au-dessus du village, bouillonne celle que l'on nomme aujourd'hui *source du bain des pauvres*, parce qu'elle alimente l'établissement destiné à la classe indigente et dont nous parlerons ailleurs. Cette source est une des plus belles de Loëche, tant à cause de son abondance, de sa haute température, que du site riant où elle jaillit. On l'appelait autrefois *source des lépreux* (**). Sa température est de 41, 50. C.

Il paraît que ce fut près de cette source que furent construits les premiers bains qui existèrent dans ces lieux. Plus tard le nombre des étrangers que la réputation et les propriétés remarquables des sources attiraient de toutes parts à Loëche, s'étant considérablement augmenté, et les bains existans en cet endroit ne pouvant plus suffire à contenir la foule, on s'approcha de la grande source où l'on construisit, à plusieurs reprises, des bains, des auberges et où le village fut définitivement établi, après que l'on eut élevé des travaux pour le garantir contre la chute des avalanches dont cet endroit est toujonrs menacé (***).

(*) Naterer, page 45.

(**) *Quartus fons leprosorum dictus.* Collinus.

(***) *Crescente confluxu advenarum, cum hic fons non sufficeret, apud inferiores quorum meminimus, vallis positis contra moles nivium, ipse vicus exstructus est.* Collinus.

Alors les bains situés près de la *source des pauvres* furent peu à peu abandonnés et ne furent enfin plus fréquentés que par les malheureux ou des personnes que des maladies repoussantes tenaient éloignées de la société. C'est de cette époque que ces bains furent appelés *bains des lépreux*.

Le motif qui détermina sans doute à construire les premiers bains près de la *source des pauvres* et non près de celle de *St-Laurent*, quoique plus abondante et d'une température plus élevée, c'est que la première se trouvait dans un endroit plus à l'abri de la chute des avalanches, protégé qu'il était par les vastes forêts dont une partie recouvre encore aujourd'hui les versans qui le couronnent (*).

L'ancienne tour dont nous avons fait mention, menaçant ruine déjà au temps de Collinus, et qui avait été élevée sur un petit monticule, à peu de distance au-dessus de cette source, prouve que cet endroit de la vallée fut habité dans des temps fort réculés, et tout porte à croire que les premiers bains existèrent dans sa proximité, surtout à l'époque où cette région sauvage était encore peu peuplée.

Naterer rapporte que de son temps on voyait encore, immédiatement au-dessous des sources, les ruines des fondemens en pierres de taille du plus ancien bain. Plus tard, ces vestiges furent aussi emportés par les avalanches (**).

Les dernières traces de l'ancien *bain des Lépreux*, reconstruit, il y a environ 80 ans, par M. le général de Courten, pour être mis à la disposition de la classe pauvre, n'ont disparu que dans les derniers temps. Il y a peu d'années on en remarquait encore des débris.

(*) *Hoc fonte primum usos fuisse homines puto, quia a mole hybernalium nivium magis tutus sit.* Collinus.

(**) Naterer, page 10.

Il n'y a plus aujourd'hui à cet endroit qu'une seule source. Autrefois il y en avait trois, à l'une desquelles les anciens attribuaient, sans fondement. des propriétés vomitives, (*Brech-quelle*). Selon Naterer cette propriété n'était reconnue qu'à celle des trois sources qui était le plus au midi ; c'est donc à celle qui existe encore aujourd'hui ; les deux plus petites qui jaillissaient à quelques pieds au nord de celle-ci ont disparu, il y a deux ans seulement, à la suite d'un éboulement de terrain. Leurs eaux se perdent dans la petite plaine marécageuse qui s'étend au-dessous d'elles, vers le couchant.

On n'utilise de nos jours qu'une bien faible partie de cette source. Elle est conduite, au moyen de tuyaux en bois, jusqu'au *bain des pauvres*, situé, comme nous le dirons plus bas, près du pont de la Dala, entre les deux parties du village.

En quittant la *source du bain des pauvres*, pour reprendre le chemin qui conduit au pont de la Dala ou à la cascade, l'on arrive bientôt à l'endroit où existait autrefois, sur la rive gauche du torrent, au sommet d'un mamelon ombragé d'un magnifique bouquet de mélèzes, l'ancien *bain des guérisons* (Heilbad) (*).

Sur un petit monticule de soixante pieds de diamètre environ jaillissaient anciennement une dizaine de sources plus ou moins considérables dont les eaux, depuis que le bain qui y avait existé fut détruit, allaient se perdre dans la rivière. On croyait qu'elles avaient une température plus élevée que les autres (**). C'est une erreur, leur température invariable est, d'après M. Morin, de 48° 75. C. Les *sources des guérisons*, comme leur nom l'indique, jouirent d'une grande réputation dans les temps passés ; aussi ce bain était-il très-fréquenté, malgré sa distance des habitations. Il est vrai qu'on avait construit anciennement une auberge près du bain ; mais

(*) *Supremus fons* salubris *appellatur*. Collinus.
(**) *Calidior reliquis videtur*. Collinus.

s'il faut en croire certains auteurs, cette maison n'était pas
en bonne renommée et il paraît que souvent on s'y rendait
dans un tout autre but que de recouvrer la santé (*).

Le bain et l'auberge furent plus tard emportés par une
avalanche.

Les *sources* et le *bain des guérisons* paraissent avoir été
de tout temps une propriété particulière.

Le notaire Pierre Oggier, les vendit, en 1658, avec le fond
où elles se trouvent à Henri Steinmann, médecin à Lucerne.

En 1673, le même Steinmann cède à la commune des
Bains le passage à travers sa propriété, à la charge par celle-
ci de pourvoir à l'entretien des barrières élevées pour préserver ses édifices de la chute des avalanches.

Enfin Steinmann vend, en 1682, par procuration, à la
commune de Loêche-les-Bains toutes ses prétentions sur le
fond, les sources et le *bain des guérisons* pour la somme de
600 livres (**). Depuis cette époque, ces sources ont toujours
été la propriété de la commune. Celle-ci les céda, en 1838,
à M. Melchior Beeguer, de Sion.

M. Beeguer, propriétaire de l'hôtel des Alpes et du bain
neuf qui y est attenant fit exécuter de grands travaux auprès
du pont de la Dala où jaillissent les *sources des guérisons*
et parvint enfin à les réunir toutes dans un encaissement d'où
s'échappent les canaux qui conduisent l'eau jusqu'au réservoir qui alimente le beau bain contigu à son hôtel.

En fouillant le terrain, pour réunir les *sources des guérisons*, on a découvert, à une profondeur assez considérable,
de nombreux débris provenant des anciens bâtimens qui
avaient existé à cet endroit. Il est difficile de préciser l'année

---

(*) *Huc se conferunt interdum sub specie lavationis aut relaxa-
tionis alia agentes*. Collinus.
(**) Titres communiqués par M. le châtelain Loretan.

où ils furent détruits quoiqu'ils fussent encore fréquentés vers le milieu du dernier siècle (*).

Telles sont les sources dont on utilise les eaux à Loëche. Elles sont remarquables par leur abondance, leur température et leurs effets médicaux. Un grand nombre d'autres sources chaudes sortent encore dans plusieurs endroits de la vallée. En remontant la rive droite de la Dala jusqu'à la cascade et bien au-dessus, les eaux minérales jaillissent encore d'une infinité de points. Tantôt on les voit paraître dans les pâturages qui bordent la rivière ; tantôt elles s'é-chappent par les fissures des parois perpendiculaires des rochers que battent continuellement ses ondes écumantes. Il est impossible d'en examiner plusieurs qui sortent des flancs inaccessibles du rocher qui domine le torrent. D'autres, visibles encore aujourd'hui, sourdent presque au niveau du lit de la rivière ; mais elles ne tarderont pas à disparaître, recouvertes qu'elles seront par les graviers que les eaux amoncèlent sans interruption et qui élèvent insensiblement le lit de la Dala. De ce nombre sont les deux petites sources, fort remarquables par leur situation, qui s'échappent des fissures du rocher, au fond de la propriété de M. le châtelain Loretan, inspec-teur des bains.

Dans les prairies, au-dessous du village, vers le couchant, on rencontre une petite source dont les eaux ne sont employées que pour rouir le chanvre, ce qui lui a fait donner, par les gens du pays, le nom de *Roosgülle*. Sa température est de 29° 5, R. C'est la source qu'Alibert désigne très-impro-prement sous le nom de *Source des chevaux* (**).

Peut-être ne faut-il la considérer que comme une branche de la source St-Laurent qui jaillit à une élévation de 80 pieds

(*) Naterer, page 11.

(**) Précis historique sur les eaux minérales, page 459.

au-dessus d'elle et dont le trop plein va se perdre dans les prairies qui s'étendent au-dessous du village.

Au nord de celle dont nous venons de parler, sur la rive droite de la Dala, existe encore une autre petite source, dont la température est de 27° 7, R. Elle sort à 180 pieds plus bas que la source de *St-Laurent*; elle n'est d'aucun usage. Souvent elle disparaît sous les graviers qu'entraînent dans leur chute les nombreux ruisseaux qui se précipitent, dans le gros temps, de la chaîne du Gemmi.

PROPRIÉTÉS PHYSIQUES ET CHIMIQUES.

—

Tout ce que les anciens auteurs ont écrit sur les eaux
minérales de Loëche relativement à leurs caractères phy-
siques se trouve encore en grande partie confirmé par les
observations faites de nos jours. Tous s'accordent à dire
qu'elles sont sans odeur, sans saveur et d'une limpidité
parfaite dans leur état ordinaire et que les changemens
assez rares qu'elles éprouvent, en se troublant quelquefois
pendant deux ou trois jours, ne doivent être considérés que
comme un phénomène accidentel résultant de quelques éboulemens souterrains qui n'ont pas même d'effet sur leur température (*).

Quand à la saveur, Fabrice de Hilden est le seul parmi
les anciens qui fasse mention d'une sensation astringente par
la boisson *(stipticitas quædam gustu percipitur)*.

Si les anciens étaient d'accord sur les caractères que nous
venons d'énumérer, il n'en était pas de même pour ce qui
concerne les principes minéralisans qui entrent dans leur

—

(*) *Aqua est limpida, carens quocunque fœtore.* Munster. — *Lim-
pidissima cernitur, nullius odoris est.* Collinus. — *Aqua pura
limpidaque,* Simler. — *Dieses Wasser ist lauter, ohne Geruch.*
Scheukzer.

composition. Les uns croyaient à la présence du cuivre (*),
les autres à la présence du cuivre et du fer à la fois (**). Le
même auteur niait déjà l'existence du soufre dans les eaux
de Loëche *(nihil habet de sulphure)*. Collinus pensait que
les sources contenaient de l'or en assez grande quantité *(majori tamen ex parte auro abundat)*. Fabrice de Hilden admettait en même temps la présence du fer et du soufre *(constat ex ære et sulphure*. Scheukzer, que nous sachions, est le
premier (1705) qui fasse mention de l'existence, dans les
eaux de Loëche, du *safran de mars* auquel il attribue toutes
leurs propriétés médicales.

Mais le plus grand admirateur de l'eau thermale de Loëche
est le curé Erler, d'Altorf (1715), qui la proclame la mère
de toutes les sources de l'univers *(Leuca, Mutterbad aller
Bäder der ganzen Welt* (***).

L'auteur qui, dans le dernier siécle, commença à vouer une
attention sérieuse à l'examen de la température, de la composition et des effets thérapeutiques des eaux de Loëche, fut
Naterer (1769). Quoique ses nombreuses expériences pour
déterminer leur dégré de chaleur et rechercher les principes
divers qui le minéralisent se ressentent de l'imperfection des
moyens d'analyse que la chimie possédait à cette époque et
n'offrent plus aujourd'hui qu'un faible intérêt, elles n'en ont pas
moins jeté un grand jour sur beaucoup de questions obscures
jusqu'alors. Ses observations médicales sur les propriétés
curatives des eaux et dont un grand nombre se trouvent
consignées dans la description que nous avons de lui, sont
d'une grande justesse et se confirment encore pleinement de
nos jours. Nous y reviendrons.

(*) *Dieses Wasser soll ab einem Kupfererz laufen.* Stumpff.
(**) *De cupro et ære multum habet.* Munster.
(***) Geistlicher Samaritan.

Après Naterer, Morell, pharmacien à Berne (1783); le comte Razoumowsky (1784); Develey, professeur à Lausanne (1797), vinrent encore, par leurs recherches, répandre une nouvelle lumière sur la composition des eaux de Loëche. D'autres savans, entre autres M. Payen, en 1824 et 1828, tentèrent encore, depuis cette époque, divers essais d'analyse dont les résultats paraissent très-incomplets et présentent des différences marquantes. Tous ces travaux ne fournissaient pas de données positives. De nouvelles recherches devenaient donc nécessaires pour éclairer le mode d'action si remarquable des eaux de Loëche qui ne se distinguent, d'après les analyses connues, d'un grand nombre d'autres, selon l'expression de M. Foissac, par aucun agent particulier.

C'est dans ce but que la Société Helvétique des Sciences naturelles chargea MM. Brunner, professeur, et Pagenstecher, pharmacien, à Berne, d'entreprendre un nouveau travail d'analyse sur les eaux de Loëche. Ces deux savans y procédèrent en 1827. Les résultats remarquables qu'ils obtinrent firent abandonner presqu'entièrement toutes les idées qui avaient dominé jusqu'alors sur la composition de ces eaux.

Cependant la marche rapide, le perfectionnement continuel de la science demandaient de nouvelles recherches, car les effets médicaux des eaux de Loëche, pour un grand nombre de cas, sont inexplicables encore, par la connaissance que nous avons aujourd'hui de leurs principes minéralisateurs tels que la chimie nous les présente.

A cet effet, M. Morin, de Genève, fut chargé de procéder à une nouvelle analyse qui a été exécutée cette année. Nous publions en entier le travail de ce savant chimiste. Les hommes spéciaux remarqueront sans peine avec quelle sévérité de détail ses recherches ont été entreprises et avec quel talent les expériences diverses ont été faites, ainsique la différence de ses résultats pour un assez grand nombre de

substances avec les travaux précédens que nous placerons
ailleurs, pour plus de clarté, dans un tableau comparatif particulier.

ANALYSE
DE L'EAU MINÉRALE DE LOËCHE,
PAR
Pyrame Morin, de Genève.

—

SOURCE ST-LAURENT.

Cette source est de beaucoup la plus abondante; aussi
sert-elle à alimenter trois établissemens de bains, c'est-à-dire,
quatorze piscines.

L'eau jaillit au travers de pierres, placées au fond d'un
bassin creusé dans le sol et grossièrement formé de fragmens
de rochers. Le bassin a

Mètres.
1,70 de longueur,
0,70 de largeur,
0,20 de profondeur moyenne,
0,30 de profondeur maximum.

L'eau s'écoule par l'extrémité inférieure du bassin pour
entrer dans un réservoir construit immédiatement à côté.
Ce réservoir a environ un mètre carré de surface, il est
fermé de trois côtés par des murs recouverts à la hauteur d'un
mètre par un toit en pierres et représente une chapelle dédiée
à St-Laurent.

L'eau qui va au *bain vieux* s'échappe du bouillon même,
tandis que celle qui arrive au *bain neuf* et au *bain zurichois*
part du canal de jonction du bassin au réservoir.

L'eau non utilisée pour les bains, après avoir servi à des
usages domestiques, s'écoule par un trop plein dans la Dala.

Depuis dix-sept ans le bassin n'avait pas été ouvert lorsque j'ai fait lever la pierre qui le recouvre; j'ai trouvé dessous:

A. DES CRISTAUX.

1° A la surface de l'eau, sur les pierres qui s'élèvent du fond du bassin. Ils sont blancs.

2° Sous la pierre qui couvre le bassin, également à la surface de l'eau. Ils sont d'un blanc rougeâtre et moins bien formés que les précédens.

B. DES PELLICULES ORGANIQUES.

La pierre étant plus épaisse du côté du canal qui conduit l'eau au réservoir, il en résulte qu'en plongeant dans l'eau elle empêche l'air d'entrer dans le bassin, ce qui explique la différence de couleur existant entre les diverses pellicules.

1° Dans le bassin, des pellicules gélatiniformes, recouvertes d'une poudre noire.

2° A l'entrée du canal, des pellicules analogues aux précédentes, mais noires à la surface qui touche l'eau et rouges à celle qui est en contact avec la pierre.

3° Des pellicules entièrement rouges, dans le canal.

4° Des pellicules à moitié sèches contre la partie latérale de la pierre.

CARACTÈRES PHYSIQUES DE L'EAU.

L'eau s'élève dans plusieurs parties du bassin, accompagnée d'un courant continuel de bulles de gaz qui ont quelquefois jusqu'à 12 mm. de diamètre.

Au moment où on la puise elle laisse dégager pendant quelques minutes de très-petites bulles de gaz.

L'eau est transparente. Cependant, de temps en temps, sans cause appréciable, elle devient trouble pendant quelques

jours. Elle contient alors en suspension une poudre en paillettes, brillantes, très-tenues. On remarque souvent que ce
phénomène a lieu dans plusieurs sources à la fois. Il ne
paraît pas correspondre à quelque variation subite ou considérable du baromètre.

L'eau a une saveur qui rapelle faiblement celle des sels
de magnésie.

Elle est inodore, elle ne contient aucune trace d'acide
sulfhydrique ou de sulfure.

L'odeur d'acide sulfhydrique qui a été quelquefois aperçue
dans les piscines, provient probablement de l'action sur les
sulfates dissous, du bois qui forme les cabinets et qui est à
moitié pourri. En effet, j'ai enlevé, à une planche plongeant
dans l'eau, un morceau qui avait l'odeur d'acide sulfhydrique.

L'eau se conserve très-bien dans un vase où il n'a point
pu entrer d'air. J'en ai conservé pendant sept mois dans des
bouteilles qui avaient été remplies et bouchées sous l'eau;
elle n'avait laissé déposer que quelques flocons de glairine.
Au contraire, si la bouteille n'est pas parfaitement bouchée
dès le premier moment, il se forme peu à peu un dépôt rouge
qui provient de l'oxide de fer. C'est ce qui a lieu à l'extrémité inférieure des canaux qui conduisent l'eau dans les différentes piscines. C'est un phénomène analogue qui se passe,
lorsqu'on place une pièce d'argent dans la source, de manière
que l'air puisse y arriver. Au bout de deux à quatre jours, il
se forme sur le métal un dépôt jaune qui lui donne l'apparence d'une pièce d'or. La *source d'or* est la première sur
laquelle on ait observé ce phénomène, c'est de là que lui
vient son nom. On croyait jadis que ce dépôt était vraiment
de l'or, plus tard on l'avait attribué à du soufre. On a reconnu
que les autres sources produisent le même effet.

QUANTITÉ DE L'EAU.

J'ai pu mesurer la quantité de l'eau en fermant le canal

qui sert à alimenter le *bain neuf* et le *bain zurichois*. L'eau coule encore à trois endroits où elle peut être mesurée.

1° Dans la piscine N° 3 du *bain vieux*, c'est-à-dire, dans la plus rapprochée de la source.

2° Dans le canal qui traverse, à ciel ouvert, le *bain vieux*.

3° Au trop plein du réservoir.

Le niveau de l'eau s'élève pendant quelques minutes dans le bassin et dans le réservoir, par conséquent il doit y avoir une perte dans le terrain non encore imprégné d'eau et dans les fissures; je donne donc la quantité que je trouve comme un minimum.

Je trouve par minute au moins,

dans la piscine . . .	80 litres.
dans le canal du bain vieux	100 »
au réservoir	800 »
total	980 litres.
ou par heure	58800 »

A cause de la perte d'eau dans le terrain, j'admets un et demi million de litres par vingt-quatre heures comme étant l'expression très-approximative de la vérité (*).

TEMPÉRATURE.

Elle a été prise en laissant le thermomètre complètement plongé dans l'eau. La température de l'air variait de 17 à 28°C. dans les vingt-quatre heures.

Dans le bassin.

Prise au moment où la pierre a été levée, le soir et encore le lendemain, la température a été invariablement de 51° 25 C.

(*) La quantité, beaucoup trop forte, donnée page 44, résulte d'une erreur échappée dans la position des chiffres.

Dans le réservoir.

Elle a été constamment de 51° C.

Dans le bain vieux.

A l'extrémité d'un tuyau de bois de cinq mètres de longueur, qui amène l'eau depuis le bassin de la source elle est de 51° C.

Dans le bain neuf.

Vers le milieu du bâtiment, à l'extrémité d'un tuyau de bois de soixante-quatre mètres, qui conduit l'eau depuis l'entrée du réservoir, la température est de 50°, 60 C.

DÉPOT BLANC SUR LES ROCHERS.

Tout autour de la source *des guérisons*, le terrain se recouvre d'une efflorescence blanche, lorsque l'air est sec. Les rochers d'ardoises sur les deux rives de la Dala, sont également couverts d'une poudre abondante d'un blanc grisâtre.

Celle que j'ai examinée a été recueillie sur la rive droite du torrent, exactement vis-à-vis de la source *des guérisons*.

Sa saveur est celle du sulfate de magnésie.

Elle contient de l'ardoise délitée, à laquelle elle doit de communiquer à l'eau, l'apparence de l'eau des sources troublées quelquefois naturellement.

Cette poudre traitée par l'eau donne *une solution* qui contient :

   beaucoup de sulfate de magnésie,
  des traces de sulfate de chaux,
    de chlorure de potassium,
    d'alumine.

La partie insoluble dans l'eau froide étant mise en sus-

pension dans l'eau, pour séparer la partie légère, on trouve :
que la *poudre légère* qui est blanche est formée :

surtout de sulfate de chaux
et de traces de carbonate de chaux
et de carbonate de magnésie.

La *partie pesante* constitue de l'ardoise qui contient :
surtout silice
et alumine,
et un peu de chaux,
de magnésie,
de peroxyde de fer,
de protoxide de fer,
de carbonate de chaux.
de carbonate de magnésie,
et d'une substance contenant du carbone.

Elle ne contient point de manganèse.

DÉPOT EN SUSPENSION DANS L'EAU DE LA SOURCE ST-LAURENT.

L'eau étant devenue trouble, d'une manière spontanée, pendant quelques jours, on en a puisé environ sept litres qui ont été filtrés.

Le dépôt desséché pesait 4,60 grammes.

Ce qui pour 1000 grammes d'eau

donne dépôt   0,65.

Cette poudre traitée par l'eau bouillante se dissout en faible partie.

La partie soluble contient : du sulfate de chaux,
des traces de sulfate de magnésie,
de chlorure de potassium
et de la glairine.

La partie insoluble est formée de

Une partie légère contenant : carbonate de chaux,
carbonate de magnésie,
sulfate de chaux.

Une partie pesante contenant :
surtout silice
et alumine
et un peu de chaux,
de magnésie,
de peroxyde de fer,
de protoxide de fer,
des carbonates
et de glairine.

Cette poudre a donc une grande analogie avec celle recueillie sur les rochers, dans le voisinage de la source *des guérisons*.

CRISTAUX DANS LE BASSIN DE LA SOURCE ST-LAURENT.

Ces cristaux se trouvent à la surface des pierres qui sortent de l'eau et contre la pierre qui recouvre la source, les premiers sont blancs, les seconds blancs-rougeâtres.

A. CRISTAUX BLANCS.

1° Les uns sont transparents ayant la forme de prismes alongés. Ils sont composés
de sulfate de chaux,
de carbonate de chaux
et de carbonate de magnésie.

2° D'autres sont blancs, opaques, petits, irrégulièrement grouppés, ils sont entièrement composés de sulfate de chaux.

B. CRISTAUX BLANCS-ROUGEATRES.

Avec la louppe on peut reconnaître et séparer des cristaux

blancs peu nombreux et une masse cristalline, très-légère, rougeâtre, de beaucoup la plus abondante.

1° Les cristaux blancs contiennent :

sulfate de chaux,
carbonate de chaux,
carbonate de magnésie.

2° La partie rouge est formée :

surtout de carbonate de magnésie,
puis de carbonate de chaux
et d'un peu de sulfate de chaux,
d'oxide de fer,
d'alumine
et de glairine.

DÉPOT ROUGE A LA SOURCE ST-LAURENT

A l'extrémité inférieure du canal qui conduit l'eau au *bain neuf,* il se forme un dépôt abondant, pulvérulent, rouge. Je fais l'analyse de ce précipité, après l'avoir séparé de l'eau dans laquelle il se dépose et l'avoir lavé.

Traité par l'eau bouillante

a) la partie dissoute contient: de la glairine

et des traces d'oxide de fer.

b) la partie insoluble est lavée par l'acide chlorhydrique froid.

c) la partie dissoute par l'acide est formée de

carbonate de chaux,
carbonate de magnésie,
alumine,
peroxide de fer,
glairine.

d) la partie non dissoute dans l'acide froid est traitée par l'acide chlorhydrique concentré et chaud.

e) la solution contient :

de la glairine
du peroxide de fer
et des traces de protoxide de fer.

f) la partie insoluble contient :

de la glairine,
de la silice,
de l'oxide de fer.

Le dépôt rouge est donc formé des substances suivantes, dont j'inscris d'abord les plus abondantes :

peroxide de fer,
glairine,
carbonate de chaux,
carbonate de magnésie,
silice,
alumine,
protoxide de fer.

C'est à tort qu'on a prétendu y retrouver du manganèse

PIÉCES D'ARGENT JAUNIES DANS L'EAU.

Les corps solides laissés pendant un temps suffisant dans l'eau, finissent par se recouvrir d'une couche solide très-mince qui les colore en jaune; si on les laisse séjourner trop longtemps, cette couche devient plus épaisse et d'une couleur de plus en plus foncée qui arrive au rouge-brun. C'est cette couche qui en se déposant sur des pièces d'argent leur donne l'aspect de pièces dorées.

Ce dépôt traité par l'acide chlorhydrique donne une solution claire. Une partie traitée par de la potasse caustique laisse dégager de l'ammoniaque. Un autre partie évaporée et calcinée, donne un résidu insoluble dans les acides et qui est formé de charbon.

Le dépôt est composé de peroxide de fer
et de traces de glairine.

PARTIES ORGANIQUES DE LA SOURCE St-LAURENT.

Ces parties se trouvent soit dans le bassin, soit dans le
réservoir de la source, soit enfin dans l'eau elle-même. Les
unes ont été reconnues comme appartenant à des genres dé-
terminés, les autres n'ont pas pu être déterminées. Je me borne
à indiquer les noms des premières ; je donne les caractères des
dernières.

ESPÈCES DÉTERMINÉES.

Les murs et la voute du réservoir au-dessus de l'eau,
forment un espace continuellement rempli d'une abondante
vapeur d'eau, où la lumière pénètre mal et où la température
se maintient très-élevée.

Contre ces murs et contre la voute on trouve :
l'Asplenium Ruta muraria, très-mal développé,
le Dicranum adianthoïdes,
le Weissia verticillata,
le Scytonema myochrous,
ou l'Oscillaria major.

Entre les oscillaires on voit par places :
des infusoires naviculaires
et des infusoires polygastriques.

ESPÈCES INDÉTERMINÉES.

I. L'eau se maintient dans le réservoir à une hauteur qui
ne varie que de quelques lignes. A sa surface contre le mur,
se fait un dépôt cristallisé formé de :
sulfate de chaux,

de carbonate de chaux,
et de carbonate de magnésie,

sur lequel on trouve des expansions pelliculeuses vertes, rougeâtres par places, d'apparence veloutée, molles et d'une texture homogène.

Examinées sous le microscope on les trouve formées :

1° de fils verts, entrecroisés, formant la partie principale de la matière verte, ayant 1/600 mm. de diamètre.

Dans leur intérieur on voit des sporules irrégulièrement placés, égalant leur diamètre et presque sphériques.

Beaucoup de granules moléculaires offrant un mouvement, entourent les fils.

2° de fils moins nombreux que les précédens, plus verts, ayant environ 1/200 mm. de diamètre, formés d'articulations qui ont 1/100 à 1/80 mm. de longueur
sur 1/200 à 1/300 mm. de largeur.

Quelques fils sont incolores. D'autres renferment des sporules sphériques.

3° d'une substance minérale dans laquelle on reconnaît des granules de diverses grosseurs et des fragmens de cristaux.

II. GLAIRINE.

La pierre qui recouvre la source est placée à huit ou dix centimètres de la surface de l'eau sauf sur une ligne transversale où elle plonge dans l'eau, de sorte que le bassin est divisé en deux chambres : la première intérieure où l'air et la lumière ne pénètrent pas, la seconde, au contraire, ouverte à l'air et à une faible lumière qui arrivent par le fond du réservoir.

La surface inférieure de la pierre est toujours mouillée par la vapeur et par l'eau de la source projetée par les bulles de gaz.

On retrouve:

1° Dans la chambre intérieure, contre la partie de la pierre qui ne plonge pas dans l'eau, des pellicules gélatiniformes en couche presque continue, ayant jusqu'à 2 mm. d'épaisseur, noires, paraissant contenir, dans l'intérieur de la masse, une poudre noire qu'on peut enlever mécaniquement par un lavage dans l'eau; les pellicules deviennent alors blanches.

2° Dans la chambre extérieure ces mêmes pellicules avec une différence qui tient à l'action de l'air et à celle de la lumière. Elles sont noires à la surface externe et rouges à celle qui est appliquée contre la pierre.

3° Plus en dehors les pellicules sont plus rouges, dans le canal elles n'ont plus de parties noires.

EXAMEN MICROSCOPIQUE.

Dans la substance noire on ne reconnaît qu'une masse translucide, sans structure, couverte de granules très-petits, parfois indistincts, noirs, par places d'un brun foncé et sans forme organique ou cristalline.

Dans la substance brune une masse plus transparente que la précédente, avec des granules de deux espèces.

Les premiers ressemblent aux précédens, mais ils sont d'un brun clair passant au rouge.

Les seconds sont des débris de cristaux très-petits.

Dans la substance brune et noire une masse comme la précédente et des granules de deux couleurs.

EXAMEN CHIMIQUE.

Ces pellicules n'avaient ni odeur, ni saveur au moment où je les ai recueillies. Conservées pendant plus de six mois avec un peu d'eau dans un flacon bien fermé, ces deux caractères sont restés les mêmes.

Elles conservent la consistance de gelée épaisse.

Je les ai lavées à l'eau pour leur enlever une partie de la poudre contenue dans leur intérieur.

Soumises à la chaleur du *bain-Marie*, elles se dessèchent, deviennent minces et friables. Remises ensuite dans l'eau bouillante, elles reprennent la consistance molle et leur première épaisseur. Une fois desséchées, si on les soumet à la distillation, elles se décomposent et fournissent les mêmes produits que les substances organiques azotées, entre autre un sel ammoniacal. Il reste un charbon très-difficile à incinérer qui finit par laisser comme cendres un mélange :

> de silice,
> d'alumine,
> de carbonate de chaux,
> de magnésie,
> et de peroxide de fer.

L'eau n'a d'action que lorsqu'elle est bouillante. Elle dissout une faible partie de la substance organique ainsi que des traces d'oxide de fer. La solution est rendue opaline par le nitrate d'argent et précipitée par l'éther.

L'alcool dissout faiblement la substance organique, mais d'autant plus qu'il est plus chaud et plus aqueux. Une partie d'oxide de fer est aussi dissoute.

L'éther même bouillant est sans action.

Les alcalis comme la potasse ou l'ammoniaque, dissolvent en partie cette substance, qui entraîne avec elle dans la solution du peroxide et du protoxide de fer.

Les acides exercent une action dissolvante assez prononcée.

L'acide acétique bouillant rend volumineuses les pellicules qui se dissolvent en partie pour former une gelée composée

> de glairine,

de peroxide de fer,
et de protoxide de fer.

Ces substances sont précipitées par l'alcool absolu. Après le traitement par l'acide il reste des pellicules minces, noires et compactes.

L'acide chlorhydrique agit d'autant mieux comme dissolvant qu'il est plus concentré et plus chaud. Il dissout d'abord le peroxide de fer, ensuite la glairine et le protoxide de fer. Il reste une pellicule formée des mêmes substances.

Avec l'acide nitrique ou l'eau régale, on ne parvient que très-difficilement à enlever tout l'oxide de fer et encore n'es-ce que lorsque toute la glairine est décomposée.

Contre les bords de la pierre qui recouvre le bassin on trouve de grandes pellicules rouges à demi sèches, exposées à l'air et à la lumière diffuse. Elles sont formées de trois couches.

La couche interne est une masse amorphe, mêlée de frag-mens de cristaux.

La couche externe est brune, formée de granules d'oxide de fer.

La couche moyenne est gélatiniforme, amorphe, jaunâtre, translucide, finement ponctuée par une substance rouge. Cette couche est surtout formée de glairine.

Le premier état où se trouve la glairine, c'est en solution dans l'eau, on la retrouve toujours par l'évaporation, accompagnant l'oxide de fer. Une fois coagulée elle ne se redissout pas.

L'eau enfermée dans un flacon et complètement privée d'air, dépose des pellicules minces, translucides, jaunes, qui traitées par les acides, laissent dissoudre de l'oxide de fer pour devenir blanches et transparentes et offrir tous les caractères que j'ai signalés pour la glairine.

L'eau de la source St-Laurent contient en solution un sel de protoxide de fer que j'admets par analogie comme étant un carbonate, cependant on pourrait regarder cette base comme combinée à la glairine, en effet :

1° Dans la substance précipitée contre la pierre, les acides ne dissolvent pas le protoxide de fer sans la glairine. Au contraire, l'acide chlorhydrique peut dissoudre tout seul le peroxide de fer qui s'est formé au contact de l'air.

2° Les alcalis dissolvent en même temps la glairine et l'oxide de fer.

3° L'eau également.

4° L'alcool se comporte de la même manière.

5° La glairine et le protoxide de fer se déposent ensemble contre la pierre et le peroxide ne se forme que par une action subséquente dans la partie du bassin où arrivent l'air et la lumière.

ANALYSE DE L'EAU DE LA SOURCE ST-LAURENT.

SUBSTANCES GAZEUSES.

I. *Gaz qui s'échappe en grosses bulles au bouillon de la source.*

1re EXPÉRIENCE.

Ce gaz a été enfermé à la source, de manière à remplir complètement un flacon.

Il ne contient que

> acide carbonique,
> oxigène,
> azote.

Le volume employé était 1,80 centimètre cube.

à la pression de 0,731 m.

et à 13° C.

Il a été agité à plusieurs reprises avec de la potasse caustique pendant quarante huit heures.

Le volume a été réduit à 1,72 cm. c.

Le gaz desséché a été laissé pendant cinq jours en contact avec du phosphore.

Après cela son volume était 1,66 cm. c.

La pression et la température ont varié pendant l'opération. Ces nombres étant ramenés

à la pression de 0,76 m.

et à 0° C.

on a gaz employé 0,649 cm. c.

après traitement par potasse 1,558

»　　　»　　　»　　phosphore 1,534

Ce qui donne :

$$acide\ carbonique = 0,091\ cm.\ c.$$
$$oxigène\ .\ .\ = 0,024$$
$$azote\ .\ .\ .\ = 1,534$$

ou sur　.　.　.　.　1000 de gaz

acide carbonique　55,2

oxigène　.　.　14,5

azote　.　.　.　930,3

2de EXPÉRIENCE.

Je traite d'abord par la potasse caustique, le gaz d'un second flacon complètement rempli. Puis je le mêle à de l'hydrogène et je fais passer au travers un courant d'étincelles électriques.

gaz employé　.　145 cm. c.

à　.　.　.　.　.　.　0,735 m. de pression.

et　.　.　.　.　.　.　16°,25 C.

Résultats pour . . . . . 1000 de gaz.
acide carbonique   48,28
oxigène . . .   12,68
azote . . .   939,04

3me EXPÉRIENCE.

Le gaz d'un troisième flacon contenant encore de l'eau, donne les résultats suivans :

à la pression de   0,76 m.
à . . . .   0° C.
gaz employé .   2,188 cm. c.
acide carbonique   0,055
oxigène . .   0,025
azote . . .   2,108
ou sur . . .   1000 de gaz
acide carbonique 25
oxigène . .   11
azote . .   964

L'eau restée dans le flacon est probablement la cause pour laquelle, surtout l'acide carbonique est en plus faible quantité.

J'admets comme résultat final la moyenne des deux premiers essais

pour . . . . .   1000 de gaz
acide carbonique   51,74
oxigène . . .   13,59
azote . . .   934,67

II. *Gaz dissout dans l'eau.*

1re EXPÉRIENCE. *Gaz dégagé à la température ordinaire.*

Un flacon bouché à l'émeri a été exactement rempli d'eau à la source, loin de l'endroit où s'élèvent les bulles. On ne voyait point au premier moment de bulles traverser le liquide; cependant après quelques mois on retrouve dans le flacon une petite quantité de gaz, c'est-à-dire :

sur 141 grammes d'eau.

0,95 cm. c. de gaz.

Ce gaz analysé à l'aide de la potasse et du phosphore fondu donne les résultats suivans :

pour 141 gr. d'eau

0,9076 cm. c. de gaz

Contenant : acide carbonique 0,01437 cm. c.

oxigène . . 0,02323

azote . . . 0,87000

ou pour . . . 1000 gr. d'eau

gaz . . . 6,4368 cm. c.

Contenant : acide carbonique 0,1019

oxigène . . 0,1647

azote . . . 6,1702

2de EXPÉRIENCE. *Gaz dégagé à la température de 100° C.*

Je prends l'eau privée du gaz dégagé à la température ordinaire et j'en remplis complètement un appareil convenable pour en retirer le gaz. J'élève peu à peu la température jusqu'à l'ébullition que je maintiens pendant six à huit minutes. Je reçois dans une cloche sur le mercure le gaz qui se dégage.

J'observe qu'à 62° C. se dégagent les premières bulles, mais très-rares et très-petites.

Jusqu'à 87° C. elles augmentent très-peu.

De 98 à 100° C. elles sont assez abondantes et plus volumineuses.

Le liquide soumis à l'ébullition pèse 440 grammes
qui a donné gaz 3,7219 cm. c.

Contenant: acide carbonique 0,9917
            oxigène . . 0,3606
            azote . . . 2,3696
    ou pour   . . . 1000 d'eau.
        gaz   . . . 8,459 cm. c.

Contenant: acide carbonique 2,254
            oxigène . . 0,819
            azote . . . 5,386

3me EXPÉRIENCE.

L'eau provenant d'un second flacon est chauffée dans un
appareil semblable au premier.

                    125 grammes d'eau
    donnent: gaz . . . 1,07375 cm. c.
    ou pour . . . . 1000 grammes d'eau
        gaz   . . . 8,59 cm. c.

Contenant: acide carbonique 2,32
            oxigène . . 0,96
            azote . . . 5,31

La moyenne des expériences N° 2 et N° 3 donne la quantité
de gaz encore dissoute dans l'eau après quelques mois.

    On a pour . . . . 1000 grammes d'eau
        gaz   . . . 8,5245 cm. c.

Contenant: acide carbonique 2,2870
            oxigène . . 0,8895
            azote . . . 5,3480

Ce résultat est confirmé par l'expérience suivante pour ce
qui tient à l'acide carbonique.

4me EXPÉRIENCE.

220 grammes d'eau ont été portés à l'ébullition de manière à recevoir l'acide carbonique dans une solution de baryte caustique.

Le carbonate de baryte pesait 0,0045 grammes
ce qui pour . . . . . . 1000 grammes d'eau.
donne carbonate de baryte . 0,0204
ou acide carbonique . . 0,0046 = 2,30 cm. c.

La quantité totale de gaz dissout dans l'eau au moment où on la puise est représentée par le gaz qui se sépare à la température ordinaire, plus celui qui est dégagé pendant l'ébullition. Cependant il faudrait en déduire l'acide carbonique qui contribue à rendre soluble le carbonate de magnésie et qui doit se dégager à 100° C. On verra plus loin que cette quantité est inappréciable, c'est pourquoi je ne modifie pas le résultat.

On a donc pour . . . . 1000 grammes d'eau
gaz total . . 14,9615 cm. c. = 0,0207

Formé de : acide carbonique 2,3890 = 0,0047
oxigène . . 1,0545 = 0,0015
azote . . . 11,5180 = 0,0145

SUBSTANCES FIXES.

SUBSTANCES ACIDES.

Acide carbonique combiné.

1re EXPÉRIENCE.

101 grammes d'eau qui avait été d'abord chauffée à 100° C. ont été mêlés à de l'acide chlorhydrique, puis portés à l'ébullition de manière à recevoir le gaz.

Le gaz obtenu à 0,76 m. de pression et à 0° était 0,615 cm. c.
Après un contact prolongé avec la potasse il a été réduit à

$$0,069$$

ce qui donne: acide carbonique 0,546
    soit pour . . . . 1000 gr. d'eau
        acide carbonique . . . . 5,46 cm. c.

2de EXPÉRIENCE.

220 grammes d'eau d'abord bouillie étant mêlée avec de l'acide chlorhydrique, puis portée à l'ébullition, l'acide carbonique se dégage et vient se condenser dans une solution de baryte caustique.

    On a carbonate de baryte . . . = 0,0111 gr.
    ce qui pour . . . . 1000 grammes d'eau
    représente carbonate de baryte 0,0506
        soit acide carbonique 0,011358 = 5,72 cm. c.

3e EXPÉRIENCE.

173,75 grammes d'eau ont été évaporés à siccité au *bain-Marie*. Le sel obtenu est mis dans une cloche courbée placée sur le mercure; en introduisant une petite quantité d'acide sulfurique, on obtient de l'acide carbonique qui peut être complètement absorbé par la potasse.

    La quantité obtenue est 1,0171 cm. c.
        ce qui pour 1000 gr. d'eau
    représente acide carbonique 5,853 cm. c. = 0,0116 gr.

4e EXPÉRIENCE.

400 gr. d'eau ont été mêlés à 1600 gr. d'alcool absolu ce qui a donné un précipité contenant tous les carbonates. En

opérant sur ce sel comme sur celui de l'expérience précédente, on obtient un gaz qui est entièrement absorbé par la potasse.

On a pour . . . . 1000 gr. d'eau
acide carbonique 5,78 cm. c.

Ces quatre expériences donnent en moyenne pour
1000 gr. d'eau
acide carbonique 5,70 cm. c. = 0,0113 gr.

Acide sulfurique.

250 grammes d'eau ont donné 0,838 gr. de sulfate de baryte
soit pour 1000 gr. d'eau
sulfate de baryte 3,312
acide sulfurique 1,1384

Acide silicique.

1390 grammes d'eau sont évaporés à siccité. Le sel est calciné après avoir été traité par de l'acide chlorhydrique concentré. Il se dissout ensuite dans l'acide chlorhydrique, la silice reste seule, elle pèse 0,05 gr.
soit pour 1000 d'eau
silice 0,036

Chlore.

800 grammes d'eau sont traités par l'azotate d'argent, en ayant soin de détruire préalablement la glairine par de l'acide azotique, sans cela le précipité formé ne représenterait pas le chlore seul.

chlorure d'argent obtenu = 0,01 gr.
soit pour . . . . 1000 gr. d'eau
chlorure d'argent . . . 0,0125
ou chlore 0,0031

Acide phosphorique.

L'eau donne par l'ammoniaque un léger précipité dans lequel on peut reconnaître la présence du phosphore en le traitant à chaud par du potassium, pour former ensuite de l'hydrogène phosphoré. D'où je puis conclure qu'il existe des traces d'un phosphate terreux.

Acide azotique.

L'eau évaporée en grande quantité à siccité, traitée par une légère proportion d'eau, laisse dissoudre un sel dans lequel il est facile de reconnaître la présence d'un peu d'acide azotique au moyen de sulfate d'indigo. La présence de cet acide prouve que l'eau contient des traces d'un azotate.

SUBSTANCES BASIQUES.

Alumine.

J'ai eu plusieurs fois la preuve pendant l'analyse, que l'eau contient des traces d'alumine.

L'eau mêlée à l'ammoniaque donne après un certain temps un précipité contenant :

> de l'alumine,
> un phosphate,
> de l'oxide de fer,
> et de la glairine.

Le liquide obtenu après la séparation de la silice contient aussi :

> alumine,
> phosphate,
> oxide de fer.

L'alumine peut être dissoute par la potasse, mais elle est en trop faible proportion pour être pesée.

Oxide de fer.

Ce n'est qu'en employant plusieurs litres d'eau qu'on peut arriver à déterminer la quantité d'oxide de fer.

J'ai fait évaporer 6950 gr. d'eau jusqu'à siccité, afin que pendant cette opération tout le fer fût transformé en peroxide. Le sel a été redissout par de l'acide chlorhydrique en excès suffisant, puis saturé par de l'ammoniaque. Le précipité lavé par de la potasse caustique bouillante a été calciné et pesé. Puis il a été redissout dans de l'acide chlorhydrique et précipité par du succinate d'ammoniaque.

On a obtenu peroxide de fer . . . — 0,049
ou pour . . . 1000 gr. d'eau
peroxide de fer 0,00705
soit protoxide de fer 0,00633

Si on évapore en partie l'eau en la privant du contact de l'air autant qu'il est possible les réactifs font reconnaître du protoxide de fer, tandis qu'ils démontrent la présence seulement de traces de peroxide de fer, qui provient probablement d'un contact prolongé entre le protoxide et l'oxigène dissout dans l'eau.

Chaux.

350 grammes d'eau, traités d'abord par du chlorhydrate d'ammoniaque et de l'ammoniaque sont mêlés à de l'oxalate d'ammoniaque et placés pendant un temps suffisant dans un endroit chaud. Par calcination de l'oxalate de chaux et addition de carbonate d'ammoniaque on obtient un carbonate de chaux dans lequel on trouve une légère quantité de carbonate de strontiane. En séparant ce sel on a

carbonate de chaux $= 0,3964$ gr

ou pour . . . . . 1000 gr. d'eau

carbonate de chaux 1,126

soit chaux 0,634

Un second essai fait sur une plus grande quantité d'eau conduit au même résultat.

Strontiane.

Le carbonate de chaux obtenu dans l'essai précédent contenait du carbonate de strontiane. Les deux sels convertis en azotates neutres sont séparés par l'alcool absolu. On obtient : strontiane . . 0,000977

ou pour . . . . . 1000 gr. d'eau

strontiane . . 0,0028

représentant sulfate de strontiane 0,0048

Magnésie.

1re EXPÉRIENCE.

500 grammes d'eau ont été traités par du sel ammoniac et de l'ammoniaque, puis par de l'oxalate d'ammoniaque ; ensuite ils ont été évaporés à siccité avec du carbonate de potasse, de manière à ne plus contenir que des sels de magnésie, de potasse et de soude.

Le carbonate de magnésie séparé par filtration a donné :

magnésie 0,0485 gr.

Les eaux de lavage mêlées avec une solution de phosphate de soude et d'ammoniaque ont donné :

phosphate de magnésie 0,0218

soit magnésie 0,0080

en tout magnésie 0,0565

pour . . . . . . 1000 gr. d'eau

magnésie 0,113

2de EXPÉRIENCE.

Le liquide provenant de 350 gr. d'eau après la précipitation de la chaux, a été évaporé à siccité. Le résidu calciné contient encore magnésie, potasse et soude. Ces trois bases étant converties en sulfates pèsent 0,145 gr.

Au moyen d'acétate de baryte je les transforme en carbonates d'où je sépare le carbonate de magnésie. Ce sel étant transformé en sulfate de magnésie pèse 0,110 gr. représentant pour . . . . . . 1000 gr. d'eau

sulfate de magnésie 0,3143

ou magnésie . . . 0,107

La moyenne des deux expériences donne

magnésie . . . 0,110

Potasse.

Dans l'essai précédent 350 gr. d'eau avaient donné trois sulfates. Après en avoir séparé celui de magnésie, je convertis la potasse et la soude en chlorures et j'ai

chlorure de potassium $\Big\}$ = 0,028 gr.
chlorure de sodium

J'estime la potasse par le chlorure de platine, j'obtiens

potasse . . . . = 0,0087 gr.

représentant chlorure de potassium 0,01375

ou sulfate de potasse 0,0161

ou pour . . . . . . 1000 gr. d'eau

potasse 0,025

Soude.

Le chlorure de sodium étant pesé après l'essai ci-dessus on obtient :

83

chlorure de sodium 0,01425 gr.

soit soude 0,00759

ou sulfate de soude . . 0,0173

ou pour . . . . . . 1000 gr. d'eau

soude 0,022

Comme vérification des quantités trouvées pour les trois bases précédentes on a

pour. . . . . 350 gr. d'eau

sulfate de magnésie 0,1100

» de potasse 0,0161

» de soude 0,0173
____

Total 0,1434

On a aussi chlorure de potassium . 0,01375

» de sodium . 0,01425
____

Total 0,028

Ces deux résultats se rapportent très-bien aux sommes trouvées avant la séparation des bases.

Ammoniaque.

De l'eau étant évaporée à siccité à feu nu, il est facile en reprenant le sel par l'eau de reconnaître que le liquide contient de l'ammoniaque en forte proportion, mais l'odeur empyreumatique prouve que cet alcali provient de la décomposition de la glairine.

Si on évapore l'eau au *bain-Marie* pour la réduire à un cinquième ou un sixième de son volume, une légère quantité de potasse en dégage des traces d'ammoniaque. Il ne faut pas pousser trop loin l'évaporation, ne pas porter le liquide à l'ébullision lorsque la potasse a été ajoutée et surtout ne pas employer trop de cette base, sans celà le dégagement d'ammoniaque est très-fort et l'odeur empyreumatique prouve qu'il provient de la glairine décomposée.

Glairine.

Cette substance offre des caractères trop peu certains pour qu'on puisse en estimer la quantité. Admettant que celle qui se trouve dissoute ne soit qu'une modification de celle qui est précipitée sous la pierre et qu'elle soit formée des mêmes élémens dans les mêmes proportions, on ne peut par la calcination à l'abri de l'air, soit de l'une soit de l'autre, arriver à obtenir un résidu de charbon qui soit le même dans des circonstances qui paraissent identiques.

Je n'ai pu jusqu'à présent trouver aucun réactif qui sépare complétement cette substance de sa dissolution et des sels qui l'accompagnent. J'ai dû me borner à constater sa présence dans l'eau.

1° En évaporant l'eau et calcinant légèrement le sel à l'abri de l'air on obtient un charbon qui disparaît par la combustion.

2° Pendant la calcination il se développe une odeur empyreumatique ayant quelqu'analogie avec celle de la corne brûlée.

3° L'eau évaporée dégage une grande quantité d'ammoniaque par le traitement à chaud avec la potasse; il se développe en même temps une odeur empyreumatique très-forte.

4° Par l'ammoniaque on précipite de la glairine en même temps que des substances minérales, on la reconnaît très-bien en la chauffant.

5° Par l'alcool absolu on précipite une légère proportion de la glairine dissoute. Il est facile de la reconnaître soit dans le précipité, soit dans le liquide après évaporation.

On a prétendu que la glairine n'existe pas dans les eaux de Loëche.

RÉSUMÉ DES SUBSTANCES DISSOUTES DANS L'EAU
AU MOMENT OU ON LA PUISE.

GAZ NON COMBINÉS.

Pour 1000 gr. d'eau

Acide carbonique	0,0047	=	2,3890 cm. c.
Oxigène . . .	0,0015	=	1,0545
Azote	0,0145	=	11,5180

SUBSTANCES FIXES.

Acides.	Acide carbonique	0,0113
	Acide sulfurique	1,1384
	Acide silicique .	0,0360
	Chlore	0,0031
	Acide phosphorique	traces
	Acide azotique .	traces
Bases.	Alumine . . .	traces
	Protoxide de fer .	0,0063
	Chaux	0,6340
	Strontiane . . .	0,0028
	Magnésie . . .	0,1100
	Potasse . . .	0,0250
	Soude	0,0220
	Ammoniaque . .	traces

SUBSTANCE ORGANIQUE.

Glairine . . . . quantité indéterminée.

Nature des sels.

Si dans un flacon bouché à l'émeri je mêle 400 gr. d'eau de Loëche avec 200 gr. d'alcool absolu, il se forme un précipité blanc abondant que je sépare et désigne par A.

Il pèse 0,72 gr.

soit pour 1000 gr. d'eau

précipité $= 1,80$

J'ai préféré ne pas évaporer l'eau avant de la mêler avec l'alcool, pour avoir une chance de moins d'intervertir les combinaisons des bases et des acides.

Dans le liquide filtré j'ajoute encore de l'alcool absolu jusqu'à ce qu'il y en ait en tout 600 gr. Je sépare ainsi un nouveau précipité B, pesant 0,02 gr.

soit pour 1000 gr. d'eau

précipité $= 0,05$

Dans le nouveau liquide filtré je verse encore de l'alcool absolu jusqu'à ce que j'en aie en tout quatre fois le poids de l'eau employée. Il ne se forme point de nouveau précipité. Je fais évaporer le liquide au *bain-Marie*, jusqu'à siccité, j'obtiens un résidu C, pesant 0,18 gr. soit pour 1000 gr. d'eau

résidu $= 0,45$

Ces trois pesées donnent en tout pour 1000 gr. d'eau

substances solides 2,30

Précipité A, pesant 1,80 pour 1000 gr. d'eau.

Traité par l'eau il se sépare en deux parties.

La partie insoluble contient :

sulfate de chaux	1,40 gr.
carbonate de chaux	
glairine	
phosphate . . .	traces
alumine	

La partie dissoute contient :

sulfate de magnésie	0,140
sulfate de chaux . .	0,135
glairine	

Le précipité total est donc formé de :

sulfate de chaux   .   . 1,535
sulfate de magnésie   . 0,140
carbonate de chaux
glairine
phosphate
alumine

Précipité B, pesant 0,05 gr. pour 1000 gr. d'eau.

Il se redissout presque complètement dans quelques gouttes d'eau.

La solution contient du sulfate de magnésie

la partie insoluble   sulfate de chaux . . ⎫
                      carbonate de magnésie ⎪
                      alumine .   .   .   . ⎬ **traces**
                      phosphate .   .   . ⎪
                      oxide de fer .   .   . ⎭

Résidu C, pesant 0,45 gr. pour 1000 gr. d'eau.

En chauffant fortement et reprenant le sel par l'eau, j'obtiens une solution dans laquelle je trouve

        sulfate de magnésie 0,17 gr.
        sulfate de soude
        sulfate de potasse
        sulfate de chaux traces
        chlorure de potassium
        azotate.

Le sel non dissout étant traité par l'acide chlorhydrique contient :

      surtout carbonate de magnésie
   un peu de peroxide de fer
         de protoxide de fer
des traces de sulfate de chaux
         de phosphate
        d'alumine

Le résidu insoluble dans l'acide chlorhydrique est formé
de silice
et charbon provenant de la glairine

Le sulfate de chaux total serait très-approximativement
égal à 1,535 gr., cependant il faut déduire de ce poids celui du sulfate de strontiane qui se trouvait précipité en même
temps.

Le sulfate de magnésie serait égal à 0,31 gr. environ.

Par le calcul seul on peut conclure combien il existe de
carbonate de chaux et de carbonate de magnésie, en admettant que ces deux bases sont combinées à l'acide carbonique. Aucun résultat dans mes essais ne me permet
d'admettre un chlorure de l'une de ces deux bases. L'efflorescence existant sur le terrain et sur les rochers semble
bien montrer que la magnésie est combinée à de l'acide
sulfurique et à de l'acide carbonique. Les cristaux déposés
dans le bassin de la source contiennent aussi
carbonate de magnésie
et carbonate de chaux.

Ces sels se retrouvent aussi dans d'autres produits ainsi
qu'on a pu le voir.

En faisant évaporer très-lentement de l'eau au *bain-
Marie* on obtient d'abord sur les cristaux de sels, un dépôt
de flocons jaunes formés de glairine et d'oxide de fer. Ensuite il se forme une cristallisation en aiguilles disposées en
étoiles dans laquelle on reconnaît
du sulfate de chaux
du sulfate de magnésie
des traces de sulfate de soude
et de sulfate de potasse

Sur les bords du vase à évaporation, on trouve une masse
confusément cristallisée, jaunâtre contenant :

de l'oxide de fer
de la glairine, etc.

et dans laquelle on reconnaît la présence de
chlorure de potassium.

Ce dernier sel se trouve aussi dans l'efflorescence saline qui existe sur le terrain.

Enfin j'admets que le protoxide de fer se trouve combiné à l'acide carbonique, cependant les détails que j'ai donnés sur la glairine permettraient de croire que cette substance contribue à transformer l'oxide de fer en une combinaison soluble.

A l'aide des considérations précédentes on obtient

pour 1000 gr. d'eau.

Gaz.	Acide carbonique . .	0,0047 =	2,3890 cm. c.
	Oxigène	0,0015 =	1,0545
	Azote	0,0145 =	11,5180

SUBSTANCES FIXES.

Sulfate de chaux . . .	1,5200
Sulfate de magnésie . .	0,3084
Sulfate de soude . . .	0,0502
Sulfate de potasse . .	0,0386
Sulfate de strontiane . .	0,0058
Carbonate de protoxide de fer	0,0103
Carbonate de magnésie .	0,0096
Carbonate de chaux . .	0,0053
Chlorure de potassium .	0,0065
Silice	0,0360
Alumine	traces
Phosphate	traces
Azotate	traces
Sel d'ammoniaque. . .	traces
Glairine.	quantité indéterminée.

Total approximatif = 2,0104

Pesanteur spécifique.

I. *a)* La pesanteur spécifique prise à la température de 12° C. par plusieurs opérations répétées a été de 1,0023.

Si on porte l'eau à l'ébullition sans la laisser s'évaporer, mais de manière à ce que seulement les gaz dissous puissent s'échapper, on trouve que la pesanteur spécifique est légèrement plus forte.

b) Dans l'essai qui a consisté à traiter 400 gr. d'eau par des additions successives d'alcool on a desséché au *bain-Marie* les sels précipités, puis d'autre part le liquide alcoolique ; la somme totale des sels a été 0,92 gr.

ce qui pour . . 1000 d'eau
donne sels . . 2,30

Dans ce cas la glairine se trouve comprise dans le sel, ainsi que l'acide carbonique combiné, l'azotate, le sel ammoniacal, etc.

Ce nombre correspond en effet à celui obtenu en prenant directement la pesanteur spécifique.

II. *a)* En faisant la somme des sels trouvés par l'analyse, en en retranchant le poids de l'acide carbonique combiné et ajoutant celui de l'oxigène absorbé par le protoxide de fer on trouve 1,9784 gr.

b) En effet, en faisant évaporer au *bain-Marie* 1390 gr. d'eau et calcinant le sel obtenu

on a un produit qui pèse . 2,675 gr.
Ce qui donne pour . . 1000 gr. d'eau
sel calciné . . . 1,925

Mais dans ce produit ne se trouve point

1° la glairine qui a été entièrement détruite,

2° les substances gazeuses dissoutes dans l'eau employée,

3° l'acide carbonique des carbonates,

4° des traces d'un sel ammoniacal, peut-être aussi d'un azotate.

Il contient par contre l'oxigène absorbé par le protoxide de fer pour passer à l'état de peroxide.

Pour faciliter au lecteur l'aperçu des différences et de la quantité des substances diverses, nous lui soumettons le tableau comparatif des résultats des deux analyses les plus récentes et les plus complètes entreprises jusqu'ici sur les eaux de Loëche, celles de M. Morin et de MM. Brunner et Pagenstecher.

TABLEAU

DES PRINCIPES CONTENUS DANS 1000 GRAMMES

M. Morin, 1844.

Gaz. Acide carbonique . . . 0,0047 — 2,3890 cm. c.
Oxigène . . . . . 0,0015 — 1,0545
Azote . . . . . . 0,0145 — 11,5180

SUBSTANCES FIXES.

Sulfate de chaux . . . 1,5200
Sulfate de magnésie . . 0,3084
Sulfate de soude . . . 0,0502
Sulfate de potasse . . 0,0386
Sulfate de strontiane . . 0,0048
Carbonate de protoxide de fer 0,0103
Carbonate de magnésie . 0,0096
Carbonate de chaux . . 0,0053
Chlorure de potassium . 0,0065
Silice 0,0360
Alumine . . . . . traces
Phosphate . . . . . traces
Azotate . . . . . . traces
Sel d'ammoniaque . . . traces
Glairine . . . . . . quantité indéterminée.
Total approximatif = 2,0104

ANALYTIQUE

D'EAU DE LA SOURCE ST-LAURENT, A LOÈCHE.

MM. Brunner et Pagenstecher, 1827.

Gaz. Acide carbonique . . . — 9,444 cm. c.
Oxigène . . . . . — 6,772
Azote . . . . . . —12,221

SELS.

Sulfate de chaux . . . 1,4829
Sulfate de magnésie . . 0,2304
Sulfate de soude . . . 0,0592
Sulfate de strontiane . . 0,0037
Chlorure de sodium . . 0,0064
Chlorure de potassium . . 0,0024
Chlorure de calcium . . traces
Chlorure de magnésium . 0,0032
Carbonate de chaux . . 0,0413
Carbonate de magnésie . 0,0003
Carbonate de protoxide de fer 0,0027
Silice 0,0117
Nitrate . . . . . . traces.

Comme on le voit, les résultats obtenus par M. Morin sont
très-remarquables. Il établit, dans les eaux, la présence
de plusieurs substances qui n'avaient pas été remarquées
avant lui, celle surtout de la glairine qu'on a prétendu ne
pas exister dans les eaux de Loëche. En outre, la magnésie et l'oxide de fer s'y trouvent dans une proportion
beaucoup plus forte que celle qui est consignée dans les travaux précédens. L'action énergique et bien connue de ce
dernier principe sur l'économie animale, la quantité considérable de cette substance dans les eaux ne manqueront
pas de répandre un nouveau jour sur leurs effets médicaux.
Elles contribueront aussi à expliquer les succès frappans obtenus à Loëche, dans un grand nombre d'affections constitutionnelles invétérées ayant spécialement leur cause dans
certains désordres du système nerveux.

ÉTABLISSEMENS DE BAINS.

—

Nous plaçons la description des divers établissemens de bains avant celle qui traite des propriétés médicales des eaux, parce que la connaissance de leur construction et de leur organisation intérieure est nécessaire pour se rendre compte de ce qui sera dit plus bas sur leur mode d'administration.

Les premiers bains qui existèrent à Loëche ne furent probablement que de simples creux pratiqués dans la terre, près des sources, et dans lesquels les premiers colons venaient plonger leurs pieds. Plus tard, lorsque ces lieux solitaires commencèrent à être habités et que les propriétés remarquables de ces eaux thermales furent connues, les malades des localités voisines y accoururent pour chercher un soulagement à leurs infirmités. Alors on eut la pensée de construire des bâtimens plus spacieux et plus commodes pour y recevoir et y abriter les nombreux baigneurs. Cet état d'enfance pour les établissemens de bains dura, sans doute, pendant des siècles. Ils ne prirent un développement un peu remarquable que lorsque les malades des nations voisines commencèrent à visiter ces thermes et firent connaître à l'étranger leurs vertus curatives. Cependant tout porte à croire qu'ils furent peu fréquentés avant la fin du quinzième siècle à cause des imperfections que présentait leur organisation et des guerres continuelles dont le Valais fut le théâtre pendant les siècles précédens.

Nous savons peu de choses sur les divers établissemens de bains qui existèrent à Loëche jusqu'à la fin du quinzième siècle. Les auteurs les plus anciens qui ont écrit sur les sources, l'ont fait d'une manière si incomplète, souvent si obscure, que l'on ne peut rien conclure de leurs descriptions, non-seulement pour ce que concerne les bains, mais encore l'administration des eaux (*). La famille de Rarogne, ses successeurs, puis l'évêque Walther Supersaxo qui acquit des propriétés considérables dans la vallée de Loëche, vers la fin du quinzième siècle, ne paraissent pas avoir mis beaucoup de zèle à embellir les bains; ils ne semblent pas non plus avoir sérieusement cherché à mettre à profit les trésors cachés au sommet de ces montagnes.

Le premier bain, qui exista à Loëche, était situé près de la *source des pauvres*. Il fut ensuite abandonné. Des malades atteints d'affections cutanées repoussantes furent les seuls qui continuèrent à le fréquenter; ce qui le fit nommer *bain des lépreux*. Selon toute probabilité, ce bain fut, dans les premiers temps, le plus considérable et le mieux organisé (**). Cependant les anciens ne nous apprennent rien de positif sur l'époque de sa construction, ni sur celle où on l'abandonna pour venir établir les bains autour de la *source St-Laurent*.

Ce ne fut que sous l'évêque de Sillinen et le cardinal Schiner, comme nous l'avons dit, que le village de Loëche-les-Bains, les établissemens publics et particulièrement les bains prirent un accroissement marquant et entrèrent dans une période de prospérité véritable. Ces deux prélats s'appliquèrent tout spécialement à y introduire des réformes

(*) Voyez Gundelfingen, Stumpff, Munster, Collinus et autres.
(**) Collinus.

utiles et des améliorations nombreuses qui contribuèrent puissamment à étendre la réputation des eaux et à augmenter l'affluence des étrangers qui s'y rendaient déjà en foule à cette époque. Les bains et les hôtels qu'ils firent construire et l'organisation bien entendue qu'ils reçurent, placèrent les eaux de Loëche au nombre de celles qui étaient le plus fréquentées en Europe.

Loëche-les-Bains avait pris un rapide accroissement sous les deux hommes célèbres dont nous venons de parler. Il était dans la voie d'une brillante prospérité, lorsque le désastre de 1518 vint presque tout anéantir. Et si le village et les bains furent relevés ils ne reprirent plus de longtemps le degré de développement qu'ils avaient au commencement du seizième siècle.

En 1544, le grand bain commun ou *bain vieux*, ne consistait qu'en une vaste piscine en plein air, sans toit, sans abri quelconque. Le bain particulier de l'évêque était le seul qui fut fermé (*).

Deux ans plus tard, le *bain vieux* fut divisé en plusieurs piscines, sur lesquelles on jeta un toit supporté par quatre piliers en bois seulement (**).

La même organisation existait encore vers la fin du quinzième siècle, époque à laquelle le *bain vieux* était divisé en trois piscines dont deux étaient réservées aux femmes et une aux hommes (***). (Il est remarquable que les sexes fussent séparés dans le bain, il y a trois siècles, et que cet usage, tout de délicatesse et de convenance, n'existe plus de nos jours). La quatrième partie du *bain vieux* dans laquelle coulait la

---

(*) Stumpff.

(**) Munster.

(***) *Tres habet cameras, quarum una viris, alice duæ contiguæ fœmineo sexui dicatæ sunt.* Collinus.

source d'or n'était pas encore couverte d'un toit en 1569 (*).

Cet état de chose dura jusqu'au commencement du dix-huitième siècle, puisque Collinus et Scheukzer qui écrivait 136 ans après lui donnent, à peu de choses près, la même description des bains; d'où il faut conclure que pendant ce long intervalle aucun changement important, aucune amélioration notable ne furent entrepris pour les rendre dignes de leur destination.

Ainsi, si l'on excepte quelques réparations partielles exécutées dans la clôture, la toiture, le chauffage, les douches et l'intérieur des vestiaires, nous devons dire que, depuis trois siècles, les anciens établissemens de bains à Loëche n'ont pas subi de marquantes modifications.

De nos jours, ce qui frappe le plus, à Loëche, à la vue de tant d'améliorations qu'on y a introduites, surtout dans les derniers temps, c'est l'état d'imperfection dans lequel se trouvent encore actuellement les divers établissemens de bains. On vient de construire de vastes et magnifiques hôtels, réunissant à l'élégance de l'architecture toutes les commodités, tous les agrémens d'un confort complet. Dans ce moment, on achève une belle route pour les voitures; on ouvre dans les environs divers chemins pour les promenades; les malades, les voyageurs s'y rendent chaque année en plus grand nombre; cependant pour une branche essentielle, celle qui devrait avant tout attirer l'attention et la sollicitude des propriétaires, parce qu'elle constitue, en réalité, la première condition de vie, de prospérité et d'avenir de Loëche-les-Bains, on n'a fait jusqu'ici que fort peu de choses. Les bains, en général, sont dans un état qui laisse encore beaucoup à désirer pour satisfaire aux besoins et aux exigences de la société actuelle.

L'on sait que, depuis longtemps, il existe un projet d'introduire des changemens importans dans l'organisation in-

---

(*) *Alter fonticulus hoc lavacrum influit... quæ pars absque ullo tecto est.* **Collinus.**

térieure des bains. La construction d'un établissement neuf, réunissant les conditions voulues pour rivaliser avec ce qui existe de mieux ordonné dans ce genre, serait une réforme vitale dont tout le monde appelle la réalisation. Depuis de longues années, on s'occupe de ce projet. Mais il est à craindre que les vues progressives et les efforts louables de quelques-uns des nombreux propriétaires des sources ne viennent échouer contre l'esprit étroit et contrariant des autres. Des intérêts rivaux, peut-être mal calculés, paralyseront l'élan donné par quelques hommes éclairés.

Nous donnons ici la description des bains actuels qui n'ont d'intéressant que leur originalité. Nous reviendrons encore sur cette partie en signalant les changemens indispensables à opérer non-seulement dans la distribution des bains, mais encore dans plusieurs points de l'administration, de la direction et du service.

Le *bain vieux*, autrement appelé ancien *bain des Messieurs*, est situé au nord de la place, à quelques pieds seulement de la *source St-Laurent*, qui l'alimente, comme on l'a vu plus haut, au moyen d'un canal qui n'est pas visible, s'échappant immédiatement de son bouillon.

C'est sur le même emplacement que fut construit le premier bain qui exista près de la grande source (*).

Aujourd'hui le *bain vieux* n'est encore autre chose qu'un hangard de forme carrée dont la partie supérieure en bois repose sur des murs de huit pieds de hauteur environ.

La charpente qui le recouvre est d'un travail grossier, exécuté sans goût et sans régularité Des ouvertures considérables, dans diverses parties de la toiture, livrent passage à des courans d'air fort dangereux pour les malades et désagréables pour tout le monde.

(*) Voyez Stumpff, Munster, Collinus et autres.

Deux entrées, l'une au midi, sur la place, près de la *source St-Laurent*, l'autre au nord, conduisent dans son intérieur qui est divisé en quatre parties, à peu près égales, formant quatre grandes piscines ou carrés irréguliers de quatorze pieds de longueur, douze de largeur et de trois pieds de profondeur environ. Ils peuvent contenir chacun de vingt-cinq à trente personnes.

Le fond des deux piscines situées au couchant est formé de larges dalles; leurs parois des quatre côtés sont en bois. Le fond des deux autres carrés, au levant, est en planches ainsi que leurs parois, autour desquelles sont fixés des bancs où les baigneurs peuvent s'asseoir.

Une galerie, bordée d'une balustrade en bois, traverse l'édifice dans toute sa longueur, d'une entrée à l'autre, et sépare ainsi les deux piscines du couchant de celles du levant. C'est là que viennent se placer les curieux, les parens, les amis ou les connaissances des malades pour entretenir avec eux la conversation pendant le bain.

Une goutière, dans laquelle l'eau pure de la source coule continuellement, divise le *bain vieux*, en sens contraire, en séparant les deux piscines du midi de celles du nord.

A côté de chaque piscine, il existe un vestiaire chauffé, commun aux deux sexes, dans lequel on se rend par une petite galerie longeant le mur principal. Le vestiaire communique au carré au moyen d'un petit escalier par lequel on descend au bain.

Un cabinet de douches, construit en planches, a été pratiqué à côté de chaque piscine, excepté celle où coule la *source d'or* qui n'en a point.

Dans le *bain vieux*, les douches sont organisées de manière que beaucoup de personnes ne peuvent les prendre sans de graves inconvéniens. Les malades d'une certaine taille ne peuvent ni se mouvoir, ni prendre les positions nécessaires dans ce réduit sans air et sans lumière, où ils sont presque étouffés par la chute et les vapeurs de l'eau. Bien plus, les malades ont l'habitude d'y entrer seuls, sans doucheur ou doucheuse, comme cela se pratique ailleurs. De sérieux dangers peuvent résulter de cet état de choses ; car s'il arrivait un accident personne ne pourrait en être averti.

Le *bain Werra* ou *bain neuf*, anciennement appelé *bain des gentilshommes* ou *des nobles*, est alimenté par la *source St-Laurent*, dont il est éloigné de soixante-quatre mètres. Ce bâtiment que les avalanches ont détruit tant de fois, a toujours été relevé sur le même emplacement et son intérieur organisé d'une manière plus ou moins convenable. Il fut reconstruit, tel qu'on le voit aujourd'hui, en 1816, sur les restes de l'ancien bain, qui était tombé, au dire des personnes qui l'ont vu, dans un état d'abandon complet. Le bain actuel forme un carré, à peu près régulier. Le corps principal du bâtiment est en murs, surmonté d'une charpente et d'une toiture qui rappelle entièrement celle du *bain vieux*.

Deux entrées principales, la première, au levant, du côté de la promenade, la seconde, au couchant, conduisent dans l'intérieur divisé, comme celui du *bain vieux*, en quatre grands carrés. Une galerie traverse l'édifice dans toute sa longueur, d'une entrée à l'autre, et sépare les deux piscines du midi de celles du nord. Plusieurs entrées conduisent en outre de l'extérieur dans les vestiaires qui sont ici séparés pour les deux sexes. Cette mesure est sans résultat, les personnes de sexe différent, pouvant se rencontrer sur l'escalier en entrant ou en sortant du bain.

A côté de chaque grande piscine, un cabinet de douches, construit en planches, présente tous les inconvéniens et les mêmes défauts que nous avons signalés en parlant du *bain vieux*.

Les piscines sont plus spacieuses que celles du *bain vieux*. Elles ont dix-huit pieds de longueur sur treize de largeur. Leur profondeur est de trois pieds. Trente à trente-cinq personnes peuvent aisément y prendre leur bain en même temps. Leur fond est formé de larges dalles.

Dans l'espace qui se trouve entre les grands vestiaires destinés au service des piscines principales, le *bain neuf* a l'avantage de contenir de chaque côté, au midi et au nord, plusieurs carrés de moindre dimension, assez vastes pour trois ou quatre personnes. Leur entrée est séparée. Ils sont ordinairement occupés par des malades qui éprouvent de la répugnance à prendre leur bain en commun ou que d'autres motifs tiennent éloignés de la société.

Du côté de la promenade, il existe encore quatre petites piscines, construites postérieurement à l'édifice principal. Elles sont, comme celles dont nous venons de parler, destinées à des bains particuliers. Elles sont commodes et bien éclairées, mais les vestiaires ne peuvent être chauffés.

Le *bain zurichois* fut ainsi appelé, parce qu'anciennement les familles de ce canton qui, chaque année se rendaient à Loëche, en assez grand nombre, le fréquentaient de préférence. L'eau lui est fournie par la source *St-Laurent.* Il est construit en pierres. Sa division intérieure est semblable à celle des autres bains ; mais il est beaucoup moins vaste. Il est distribué en quatre parties formant autant de piscines de onze pieds de long sur huit de large et de trois de profondeur. Un vestiaire pour chaque piscine. Les deux carrés du couchant ont chacun un cabinet de douches, ceux du levant n'en ont point.

Le *bain zurichois* n'est presque plus fréquenté aujourd'hui que par des malades appartenant à la classe inférieure de la société.

Le *bain des ventouses* fait partie du même corps de bâtiment que le précédent dont il n'est séparé que par une faible cloison. Il est formé de deux petits carrés uniquement destinés à l'application des ventouses, comme son nom l'indique.

Le *bain de l'hôtel des Alpes.* Cet établissement vient d'être construit à neuf à côté de l'hôtel dont il porte le nom, sur une éminence d'où l'on jouit d'une belle vue sur tout le bassin du vallon. Il est alimenté, comme on a pu le voir plus haut, par les sources de l'ancien *bain des guérisons*. L'eau parcourt un espace de 580 mètres environ pour arriver au réservoir d'où elle est distribuée à toutes les piscines de l'établissement. Sa température en sortant du réservoir est de 44° C. Quoique l'organisation intérieure du *bain de l'hôtel des Alpes* ne soit pas exempte de nombreuses imperfections, elle a cependant été conçue de manière à présenter des conditions de commodités et d'agrément que l'on ne rencontre pas encore dans les autres bains, à Loëche. Le bâtiment est vaste et bien éclairé. Un grand corridor le traverse dans toute sa longueur du nord au midi et le divise en deux parties à peu près égales. Au couchant, quatre grandes piscines, pouvant contenir chacune de vingt-cinq à trente personnes, sont placées sur la même ligne. Elles sont destinées aux bains communs. Le fond et les parois de toutes les piscines sont formés de dalles, condition avantageuse de propreté. Deux vestaires, un pour chaque sexe, ont été ménagés à côté de chaque grande piscine. Mais cette mesure n'atteint nullement le but que l'on s'est proposé, puisque les personnes de sexe différent doivent entrer et sortir du bain par le même escalier.

Il existe un cabinet de douches, à côté de chaque grand carré. Ces cabinets sont spacieux, suffisamment éclairés et munis d'appareils divers pour placer le malade dans une position convenable.

La partie de l'édifice, située au levant est divisée en dix-huit petites piscines de différentes dimensions destinées aux bains particuliers et de famille. Elles sont distribuées de manière à recevoir d'une à cinq et même six personnes. Tous ces petits cabinets de bain ont leur douche particulière.

A l'extrémité méridionale du bâtiment, on organise un cabinet pour les bains de vapeurs qui sera déjà mis cette année à la disposition des malades. Cette amélioration importante sera en même temps une nouveauté, car il n'en a point existé jusqu'ici à Loëche.

Bains des pauvres. Il est situé entre les deux parties du village, sur la rive gauche de la Dala, près du pont qui la traverse à cet endroit, sur le chemin qui conduit au Gemmi. Ce bain n'est qu'un simple hangard en bois divisé intérieurement en deux piscines, deux vestiaires, une douche; le tout dans un assez misérable état. Il est alimenté par la *source des pauvres* dont nous avons fait la description page 48.

La température de la *source des pauvres* à son bouillon est de 46,5. C. et non de 41,50. C; comme nous l'avons indiquée, par erreur, à la page 48.

L'eau est conduite au moyen de tuyaux en bois, dans un espace assez long, d'abord au travers des prairies marécageuses situées au couchant de la source dont nous parlons, puis les conduits descendent rapidement le versant, au nord de l'*hôtel des Alpes*, pour arriver immédiatement dans les piscines.

Nous ne dirons rien du bain neuf dont la construction est commencée. Le travail est encore trop peu avancé pour porter un jugement sur les avantages que présentera cet établissement. Tout fait présumer pourtant que les propriétaires ne négligeront rien de ce qui peut contribuer à faire disparaître les imperfections nombreuses qui existent dans les anciens établissemens de bains. Ils s'étudieront à opérer dans ce nouvel édifice les réformes indispensables, depuis longtemps réclamées par le public. Ils s'appliqueront à y introduire toutes les commodités que l'on rencontre ailleurs. L'organisation des douches doit spécialement fixer leur attention. La position bien entendue des cabinets de bains et des vestiaires, la propreté, le chauffage et la lumière, la facilité de la circulation dans l'intérieur, la composition du personnel et une bonne direction des gens de service, l'ordre, l'exactitude et une surveillance sévère, sont des conditions essentielles.

PROPRIÉTÉS MÉDICALES DES EAUX.

—

Il n'est pas dans notre intention d'entrer ici dans de longs développemens sur les effets des eaux minérales en général, cela nous entraînerait hors des limites d'un court travail. L'on sait que leur action sur l'économie animale n'est pas toujours en rapport avec leur température ni avec les principes les plus actifs découverts jusqu'à ce jour dans leur composition. Aussi l'observateur est-il frappé de la diversité des symptômes et de la différence des résultats qui se présentent à lui pendant l'usage des eaux. Il faut le dire, la science en est encore réduite à bien des incertitudes, quand elle cherche à expliquer un grand nombre de faits dont la cause encore inconnue lui échappe.

La chimie, a dit M. Alibert, est pour les eaux minérales, ce que l'anatomie est pour le corps humain, mais elle ne saurait tout révéler (*). En effet, elle rencontrera toujours dans ses recherches, malgré le perfectionnement continuel de ses moyens, certaines limites qu'elle ne franchira jamais. Car il y a dans les eaux minérales, pour nous servir de l'expression de M. Foissac, une vertu intime, un mouvement,

(*) Précis historique des eaux minérales, page 13.

une vie dont la nature, si riche en phénomènes, s'est réservé le secret (*).

Il ne faut donc pas s'étonner si, à côté de quelques symptômes à peu près constans produits par certaines eaux minérales, l'on observe des exceptions que l'on ne peut expliquer d'une manière satisfaisante ni par leur température ni par leur composition telle que la chimie nous la montre aujourd'hui.

Pour être positif à cet égard et contenter ce besoin irrésistible que l'homme éprouve de connaître la cause véritable de tous les phénomènes qui frappent ses regards et des merveilles étonnantes que la nature lui présente dans les révolutions qui s'opèrent dans l'économie animale par l'usage des eaux minérales, il faudrait pouvoir attribuer des effets médicaux donnés à tels élémens minéralisateurs ou à la combinaison d'un certain nombre d'entre eux dans telles proportions. Il faudrait que l'eau à tel degré de température ou par tel mode d'administration produisît des effets identiques au moins sur des affections morbides du même genre. Mais il y a loin de ce degré de certitude à ce que l'expérience nous montre. Car des faits nombreux et bien observés viennent tous les jours mettre sous nos yeux des résultats contradictoires et souvent inexplicables, et prouver que l'action intime des eaux minérales sur l'organisme est encore un profond mystère.

On conçoit l'action prononcée des eaux sulfureuses sur les maladies de la peau. Les effets énergiques du soufre sur le système cutané sont depuis longtemps connus. Mais comment se rendre compte de l'action si étonnante de certaines eaux sur le même système, lorsque les investigations les plus attentives et les plus minutieuses n'ont pu parvenir à découvrir dans leur composition un atôme de cette substance ?

(*) Notice sur les eaux de Loëche, page 4.

Les eaux de Loëche sont de ce nombre. Les savantes recherches de M. Morin, sa découverte de quelques principes qui avaient échappé aux analyses précédentes, n'ont pu le conduire à établir des traces seulement de la présence d'une substance sulfureuse dans ces eaux. Pourtant, ce sont les affections rebelles et invétérées de la peau contre lesquelles ont ordinairement échoué et l'usage d'autres eaux minérales et les moyens thérapeutiques les plus rationnels et les plus énergiques, qui amènent chaque année à ces thermes le plus grand nombre de malades. C'est surtout aux brillans succès obtenus contre les maladies de ce genre que ces sources célèbres doivent la réputation européenne dont elles jouissent.

Un phénomène remarquable, qui accompagne ordinairement l'usage des eaux à Loëche, surtout prises en bains, c'est l'éruption cutanée, connue sous le nom de *poussée*. Nous reviendrons sur ce curieux exanthême qui a déjà donné lieu à beaucoup d'hypothèses et de discussions et sur lequel les opinions sont encore fortement divisées. Il se manifeste chez le plus grand nombre des malades. Cependant on observe, sur certains sujets, l'absence complète de cette éruption quelle que soit la longueur de leur cure, la température de l'eau, la durée de leur bain, la nature de leur maladie; quelles que soient les variations de l'âge, de sexe, du tempérament.

Un autre fait digne de remarque, quoique plus rare, c'est l'apparition de la poussée chez des individus qui ne prennent l'eau qu'en boisson, tandis que, chez d'autres individus, elle ne provoque aucun symptôme perceptible sur tout l'appareil tégumentaire.

La poussée, dans sa naissance, sa marche et sa disparition présente des caractères particuliers et des variations frappantes. Ici son explosion est subite, souvent après le premier bain; elle affecte telle ou telle forme et varie son étendue de manière qu'elle est circonscrite à quelques régions seulement ou répandue sur presque toute la surface du corps. Là elle est moins prompte, son développement plus lent, son cours plus régulier, sa disparition plus tardive et plus graduée. Chez l'un, la poussée, sans cause appréciable, disparaît subitement pour reparaître quelques jours plus tard, ou bien elle quittera une place pour se jeter sur une autre; chez l'autre, elle persiste avec une grande opiniâtreté qui oblige souvent le malade à prolonger les eaux de plusieurs jours.

Le bain, souvent la boisson seule, fait éprouver aux uns des malaises de divers genres, de l'inappétence, des embarras gastriques, de la constipation, de l'agitation, de.l'insomnie, des chaleurs fatigantes. Chez d'autres, au contraire, les fonctions digestives sont plus actives, l'appétit plus prononcé, les évacuations alvines deviennent plus fréquentes, quelquefois il y a même véritable purgation; tout l'appareil alimentaire se trouve dans un état bien marqué d'excitation et d'activité.

La poussée présente des variations singulières chez le même individu qui prendra les eaux pendant deux saisons consécutives, comme chez celui qui, dans un moindre intervalle, prendra deux fois les eaux dans la même année, comme cela a lieu assez fréquemment pour des cas graves et invétérés. Il en est de même des effets curatifs. Les malades qui auront pris les bains plusieurs années auront pu facilement remarquer qu'après telle saison la maladie aura été guérie ou sensiblement améliorée, tandis qu'une autre année, loin d'éprouver du soulagement, le mal sera au contraire resté stationnaire ou peut-être aura-t-il empiré.

Des symptômes si opposés et si divers sont d'autant plus frappans, que souvent ils se manifestent chez des sujets atteints d'affections qui paraissent identiques par leur nature, leurs caractères, leur forme, leur ancienneté. Pour certains cas, on peut même ajouter, par leur siége et le traitement antérieur. Il y a plus, les malades vivent sous les mêmes conditions hygiéniques, observent le même régime, pren-

nent les mêmes alimens, le même bain, en même temps, le
même nombre d'heures, à la même température. Quelle est
donc la cause de cette différence? Réside-t-elle dans les
eaux, ou dans la combinaison de leurs élémens? S'il en
était ainsi, leurs effets sur l'organisme devraient toujours
être semblables. Ne faut-il pas plutôt la chercher dans l'organisation individuelle du malade, dans la nature intime de
son mal, dans des complications cachées, dans l'effet des
moyens thérapeutiques employés à les combattre? L'âge, le
sexe, le tempérament, la vitalité, l'idiosyncrasie du sujet,
ne sont-ils pas autant de conditions qui peuvent modifier les
effets des eaux et constituer, par leur concours, l'action *mys-
térieuse* des eaux de Loëche, selon l'expression de M. Alibert (*). Nous le pensons; et ce point important dans l'administration des eaux minérales mérite d'être sérieusement
médité. Que de phénomènes secrets doivent s'opérer dans
le corps humain, lorsque, pendant plusieurs semaines, il est
soumis à l'action continuelle d'un moyen aussi énergique
que celle d'une eau thermale! Que de révolutions impercep-
tibles pour l'œil le plus exercé, doivent remuer et modifier
les principes intimes de la vie! Que de changemens inap-
perçus s'effectuent dans la composition des fluides, dans la
structure des organes divers! Que de merveilles secrètes la
nature dérobe encore à nos regards! A la vue de la dérivation immense qui s'établit sur tout l'appareil tégumentaire,
on peut juger, par analogie, du mouvement qui a lieu dans
les organes internes et du travail qui s'opère jusque dans
les parties les plus subtiles de leurs tissus.

La poussée ne doit donc pas être attribuée exclusivement
à l'action des eaux. Des causes nombreuses et cachées con-
courent à son développement ou empêchent son apparition.
Pour admettre d'une manière absolue qu'elle résulte du bain

(*) Monographie des Dermatoses, 358.

ou de la boisson, il faudrait obtenir des effets semblables sur tous les individus soumis à l'un de ces modes de traitement ou à tous deux simultanément. L'étonnante diversité de symptômes que nous avons signalés, les variations infinies que l'éruption subit, les alternatives d'augmentation et de diminution qu'elle éprouve pendant sa marche, les effets souvent opposés qu'en éprouve le même individu dans deux saisons différentes, prouvent évidemment qu'elle ne doit pas être considérée comme résultant de l'énergie des eaux et qu'il faut encore chercher ailleurs les véritables causes de ce phénomène.

Anciennement les bains étaient très-prolongés à Loëche. Leur durée était souvent de six, huit et même dix heures par jour. C'est à cette circonstance que l'on attribuait la poussée. Mais cette opinion n'est pas plus admissible que la précédente. Les faits viennent, au contraire, démontrer tous les jours que l'éruption n'est point en rapport avec la durée du bain ou la quantité d'eau prise en boisson. Le malade plongé, pendant un si grand nombre d'heures, dans un bain dont la température est ordinairement assez élevée, devait nécessairement éprouver l'action prolongée du calorique qui déterminait sur la peau l'explosion de l'érythème.

Dans les derniers temps on a beaucoup diminué la durée du bain, pour certains cas; il est probable qu'elle subira encore de nouvelles diminutions, lorsque l'expérience aura prouvé que l'on obtient des résultats semblables. Quoique les bains soient moins prolongés, on n'a pas remarqué la moindre modification dans les effets des eaux ni dans les caractères essentiels de l'éruption.

La poussée paraît plus ou moins promptement, poursuit sa marche plus ou moins régulière, disparaît de la même manière sans que la longueur du bain paraisse avoir une influence bien prononcée sur son cours. Pour attribuer à la durée du bain la forme et l'intensité de l'éruption, il faudrait des faits qui démontrent qu'elle a persisté en raison du nombre d'heures, de bains et de jours de traitement. Il serait curieux, par exemple, de voir si un individu qui prendrait les bains pendant quarante jours, le même nombre d'heures, aurait la poussée pendant tout cet espace de temps. Les expériences manquent à cet égard. Au reste la durée du bain se modifie d'après la marche de l'éruption et non *vice versa*, preuve que l'exanthème a une cause indépendante et encore inappréciable.

Une question plus importante, au point de vue thérapeutique, est de savoir si l'éruption est indispensable au succès du traitement et si les individus chez lesquels la poussée manque complètement éprouvent des effets moins salutaires de l'usage des eaux. Il est évident que pour certaines affections la poussée doit être considérée comme un symptôme très-favorable et comme une condition essentielle de réussite. La révulsion puissante qui s'établit sur tout l'appareil tégumentaire, l'étendue, la durée de cette dérivation qui transforme la peau en un vaste émonctoire, la révolution intérieure qui s'opère dans tout l'organisme, ne peuvent manquer d'avoir une action prodigieuse sur les affections qui ont leur siége dans les organes profondément situés. L'éruption déplace, pour ainsi dire, le point d'irritation de son siége habituel pour le fixer sur une surface beaucoup plus étendue et rétablit l'équilibre dans les fonctions. Et s'il est vrai de dire que souvent une maladie en guérit une autre, c'est le cas pour la poussée qui prend quelquefois, à Loëche, un tel degré d'intensité qu'elle constitue un véritable état morbide. Le malade est tourmenté au point de passer des nuits sans sommeil. Une fièvre ardente l'agite, une démangeaison irrésistible, une cuisson insupportable, répandue sur tout le corps mettent le comble à ses souffrances que rien ne peut calmer que l'eau minérale, appliquée en fomentations sur les parties les plus douloureuses.

Mais si la poussée exerce une influence bienfaisante sur un grand nombre de maladies et si son apparation doit être considérée comme un heureux augure du succès du traitement, elle n'est pas pour cela une condition absolument indispensable de réussite. On voit des individus chez lesquels l'éruption manque entièrement, d'autres, chez lesquels son développement est si faible qu'elle ne présente que des traces, obtenir une guérison complète et éprouver les plus heureux effets de l'usage des eaux. Il serait assez difficile, au reste, d'expliquer l'influence de la poussée dans certaines affections nerveuses dépendant d'une excessive sensibilité ou qui n'auraient pas leur cause dans la répercussion d'une maladie cutanée.

Attribuer la cause de l'éruption à l'électricité, au galvanisme dont on ne peut, d'ailleurs, contester l'action sur l'organisme animal, parce que les variations de l'atmosphère, la différence des saisons paraissent modifier les formes, l'intensité, la marche de la poussée, c'est recourir à des généralités pour expliquer un phénomène dont on ne peut se rendre compte. C'est s'en rapporter à la force d'un agent très peu connu pour éclaircir une question plus obscure encore. Ce que la physique nous a appris jusqu'ici sur la nature des fluides impondérables est encore trop incertain pour qu'on doive leur attribuer tous les effets dont on ne peut découvrir les causes.

Comme tout ce qui est nouveau, les vertus des eaux de Loëche, dans les premiers temps qui suivirent leur découverte, furent vantées contre un si grand nombre de maladies, qu'on serait tenté de les considérer comme une panacée universelle, si le temps et l'expérience n'avaient fait reconnaître beaucoup d'erreurs et modifié les idées sur leurs effets médicaux.

Avant Fabrice de Hilden qui commence à donner des indications un peu plus positives, quoique sur plusieurs points il partage encore les opinions erronées de ceux qui l'avaient précédé, les anciens paraissent avoir peu observé les propriétés médicales des eaux de Loëche, et s'il faut en croire ce qu'en rapportent les auteurs qui s'en sont occupés pendant le seizième siècle (*), elles étaient ordonnées pour des maladies contre lesquelles on n'oserait sans danger les prescrire aujourd'hui. Les erreurs des anciens provenaient de la connaissance imparfaite qu'ils avaient des principes qui entraient dans la composition des eaux. En admettant la présence, tantôt du cuivre et du fer, tantôt du soufre ou d'autres substances, il est évident qu'ils devaient leur attribuer des propriétés différentes.

Si l'on eut tenu un registre exact des succès obtenus et des effets funestes survenus pendant l'usage des eaux, on ne lirait pas, dans la série interminable des infirmités qu'on traitait à Loëche, des maladies pour lesquelles elles sont formellement interdites de nos jours.

Les fièvres de tout genre, les affections du cerveau, les maux d'yeux, des oreilles, de la gorge, les maladies des poumons, du cœur, du foi, de la rate, des reins guérissaient à Loëche, au dire de Collinus et de ses devanciers. *Aqua cerebro, cordi, hepati confert; debilitati pulmonis, nephriticis convenit.* Les affections graveleuses, les calculs vésicaux cédaient à leur action, *calculosos sanat.* Il n'y a pas jusqu'aux hydropisies de toutes sortes qui n'en éprouvassent les heureux effets, *hydropis omnibus speciebus auxiliatur* (**).

On voit une exagération évidente dans cette énumération de maladies pour lesquelles on devait se rendre en foule à Loëche.

Au commencement du dix-septième siècle, Fabrice de Hilden observa plus attentivement les effets des eaux. Les préceptes généraux d'hygiène qu'il donne sont encore en partie observés de nos jours. Il prescrit cependant certaines précautions à prendre avant, pendant et après le bain dont

(*) Voyez Simler, Collinus, etc.
(**) Collinus, page 147.

la plupart sont tombées en désuétude et dont l'expérience a démontré le peu d'utilité.

Scheukzer, en 1705, critiquant les observations des auteurs qui avaient écrit avant lui, spécialement Collinus, est tombé dans le même extrême. Après quelques essais d'analyse, il reconnut dans les eaux, entre autres principes, la présence du fer, *(crocus martis)*, auquel il attribue toutes leurs propriétés curatives. Il prétend que cette substance combat efficacement la constipation *source de tous les maux* (*).

C'est la constipation qu'il considère comme cause de toutes les fièvres, des hémorrhoïdes, de tous les désordres de la menstruation et des fonctions des organes urinaires, des maladies de la peau, etc. Scheukzer se plaint amèrement de ce que, de son temps, aucun médecin ne se rendait à Loëche pour donner des directions aux malades qui se trouvaient ainsi privés de tout secours éclairé, prenaient les eaux sans autre conseil que leur caprice et leur bon plaisir.

Vers le milieu du dernier siècle, Naterer recueillit un grand nombre d'observations sur les effets des eaux. Doué d'un esprit d'observation remarquable, il établit une distinction assez tranchée entre les maladies qui pouvaient obtenir à Loëche une guérison radicale ou du moins une sensible amélioration, et celles dont l'état aurait été aggravé ou pour lesquelles les effets des eaux auraient été funestes. Nous les trouvons consignées dans son traité écrit avec une lucidité et une simplicité intéressantes. On peut dire que c'est depuis Naterer que les eaux de Loëche furent administrées avec discernement et prudence et qu'on ne les conseillât plus pour toutes les maladies indistinctement. Le mode d'administration qu'il introduisit pour le bain et la boisson, la durée du bain, celle du traitement, et les règles hygiéniques qu'il

(*) *Dies ist die Büchs Pandoræ, aus welcher alles Unheil entstanden.* Scheukzer, *Schweizerische Berg-Reisen*, p. 136.

prescrit se sont conservées, sauf quelques légères, modifications, jusqu'à ce jour.

Nous allons énumérer, en peu de mots, les divers genres d'affections sur lesquelles les effets salutaires des eaux de Loëche sont démontrés par l'expérience. Nous placerons en première ligne les maladies de la peau. Les anciens avaient déjà remarqué leur action bienfaisante sur cette classe d'infirmités (*). En effet, c'est sur les affections du système cutanée que les eaux de Loëche exercent une puissance vraiment étonnante et révèlent au plus haut degré l'énergie de leurs propriétés médicales.

L'innombrable famille des dermatoses trouve à Loëche un moyen dont les effets sont prodigieux. Les cas invétérés et rebelles, qui ont résisté à tous les moyens, peuvent encore espérer sinon une guérison complète au moins une amélioration marquante.

Ce n'est pas à dire pour cela que toutes les lésions du système cutanée puissent être traitées avec un succès assuré. Il y a malheureusement dans ce genre d'affections, comme dans d'autres, des maux incurables qui ont jeté dans l'organisme des racines si profondes, causé dans les fonctions importantes à la vie de telles perturbations, ou anéantit les forces vitales au point que les ressources de l'art, ainsi que les merveilles qu'opèrent parfois les eaux minérales sont condamnées à rester impuissantes devant la force désorganisatrice et les progrès effrayans de la maladie. Cependant s'il existe un moyen de combattre ce genre de maladies hideuses, qui souvent font de l'être le plus intéressant et le plus chéri, un objet d'horreur pour ses amis et ses semblables, par les ravages qu'elles exercent sur l'enveloppe tégumentaire, il faut le chercher dans l'usage bien appliqué des eaux. Dans ces sortes d'affections, a dit M. Alibert, les eaux minérales *naturelles* sont considérées comme l'agent thérapeutique le

(*) *Scabiei cujuscumque generis, et impetigini medetur.* Collinus.

plus efficace, et pour ramener le derme à son état normal, les bains jouent, sans contredit, le rôle le plus utile (*).

Ainsi les dartres et leurs nombreuses variétés, les dégénérescenses dont elles sont la cause, seront efficacement combattues par les eaux de Loëche. Quelle que soit la forme qu'elles affectent, squameuse, furfuracée, vésiculeuse, crustacée, sèche, humide, rongeante; quelles que soient les désorganisations qu'elles aient occasionnées dans les tissus; quelle que soit leur étendue, leur ancienneté ou le traitement auquel elles aient été soumises antérieurement, elles peuvent attendre un soulagement des eaux de Loëche. Mais leur action se montre surtout dans toute sa force, quand il faut ramener à l'extérieur ces larges plaques qui ont subitement disparu, répercutées par une influence quelconque. La poussée est ici d'un avantage inappréciable, en rappelant à la peau, par la grande dérivation qui s'y établit, en fixant à son siége primitif le mal errant et menaçant les organes intérieurs en portant de graves désordres dans la régularité de leurs fonctions. Combien de malades sont entrés avant le temps dans la tombe des suites d'une maladie cutanée répercutée, et dont on n'avait tenu aucun compte!

Selon la gravité du cas, les bains prolongés seront ici tout à fait à leur place et l'on peut dire qu'il faudrait par leur durée provoquer l'explosion de l'éruption, quoique ce ne soit pas toujours possible.

Lorsque les affections dartreuses ont portés leurs ravages dans les couches profondes du derme, que ses fonctions sont pour ainsi dire, anéanties ou sont devenues complètement anormales, qu'une atonie marquante règne dans la région malade, que des ulcères atoniques de mauvaise nature sont le résultat de la marche de l'affection, il faut seconder l'action du bain par d'autres moyens dont l'efficacité est connue.

Les douches, modifiées selon le cas, sont ici un puissant

(*) Monographie des Dermatoses, pag. 168.

auxiliaire pour ranimer la vitalité du derme et lui rendre la force suffisante pour lutter contre le principe destructeur qui l'a envahi.

Si, au contraire, la partie malade présente une irritation trop vive, si une phegmasie s'est emparé du siége et du contour de la région affectée ; si des congestions considérables distendent le réseau capillaire du derme et y entretiennent de l'enflure, un foyer inflammatoire continuel, l'application de ventouses scarifiées sera avantageuse pour opérer un dégorgement partiel, diminuer l'irritation et ramener insensiblement l'organe à son état naturel. La température du bain devra aussi être plus mitigée et se régler d'après la nature de l'affection.

Les autres variétés des maladies cutanées sont toutes traitées à Loëche avec succès. La psore et toutes les espèces qu'elle engendre et qui, sans causer des désorganisations bien notables sur la peau, n'en sont pas moins insupportables par le prurit, les brûlures, les démangeaisons, les insomnies, qu'elles occasionnent, trouveront à Loëche un puissant moyen de soulagement. Cette classe de maladies cutanées, par les souffrances et l'agitation continuelles qu'elles font éprouver aux personnes qui en sont atteintes, les conduit souvent à un dépérissement inquiétant et souvent funeste.

On a prétendu que la gale et ses variétés n'éprouvaient pas un effet salutaire des eaux de Loëche. Nous connaissons cependant plusieurs adultes, mais surtout un grand nombre d'enfans dont le traitement pour cette affection, même invétérée, a été couronné d'un plein succès.

Après les maladies de la peau viennent les scrophules et les nombreuses complications qu'elles enfantent, telles que les ulcères au nez, aux paupières, aux oreilles, les engorgemens atoniques des glandes parotides, sous linguales, mésentériques, les tumeurs blanches des articulations.

Un vice dans l'élaboration des sucs divers destinés à la nutrition et au développement de l'organisme constitue la nature essentielle de cette désolante affection qui répand le deuil et la désolation dans tant de familles et conduit au tombeau, avant le temps, d'innombrables et intéressantes victimes; car c'est sur l'enfance, surtout avant l'âge de puberté, qu'elle exerce ses ravages, et si l'individu qui en est atteint survit à cet âge, mille maux empoisonnent son existence et tous auront pris leur origine dans la source primitive, le vice scrophuleux, qu'il aura apporté, au moins le plus souvent, en venant au monde.

Les eaux de Loëche modifient d'une manière remarquable la composition des sucs vitaux. La lymphe, par l'énergie que l'eau exerce sur le système glandulaire, subit une meilleure élaboration. La nutrition sera plus active et plus appropriée. Le sang éprouvera une modification salutaire dont les effets heureux se feront sentir sur toute l'économie. La boisson secondera d'une manière efficace l'usage du bain dans les scrophules, en exerçant une action stimulante sur tous les organes digestifs, en leur imprimant une activité nouvelle, nécessaire à une meilleure élaboration des alimens. La boisson exercera encore son influence salutaire sur le foie, la rate, les glandes mésentériques; favorisera les évacuations alvines et permettra aux humeurs une circulation plus facile, en opérant peu à peu le dégorgement des tumeurs, la résolution des obstructions dont ces organes sont si souvent le siége. Cette résolution est encore favorisée par la dérivation puissante que la poussée produit ordinairement sur la peau. La circulation étant plus active à la périphérie, l'espèce de congestion qui s'établit sur toute l'enveloppe extérieure laisse plus de liberté au mouvement circulatoire dans les organes profondément situés. S'il existe des glandes tuméfiées, des engorgemens froids, atoniques, ayant déjà résisté à d'autres moyens, on peut seconder le bain et la boisson par l'application de la douche pour en opérer insensiblement la résolution. En stimulant la circulation locale, par l'impulsion que la secousse imprime à la vitalité de l'organe, la douche produit souvent des effets inespérés dans les engorgemens scrophuleux des organes du système glandulaire.

Une autre avantage inappréciable pour ce genre de maladie, ce sont les conditions hygiéniques dans lesquelles les scrophuleux trouvent à Loëche. Plongés dans une atmosphère pure, douce, vivifiante, embaumée du parfum des fleurs alpines, à une élévation moyenne, entourés des spectacles imposans et variés que la nature leur présente, le régime, les promenades, la société joints aux propriétés remarquables des eaux, les malades doivent éprouver un changement rapide dans le rétablissement ou l'amélioration de leur santé. Souvent le vice scrophuleux a fait de si grands ravages dans l'organisme et s'est si profondément enraciné dans la constitution de quelques individus que plusieurs cures deviennent nécessaires pour venir à bout de l'extirper complètement. Le temps exerce une grande influence sur le développement du tempérament et la force qu'acquièrent certaines fonctions.

Les affections rhumatismales chroniques, ayant leur siége dans le système musculaire, si elles sont entièrement exemptes de tout symptôme qui pourrait encore faire soupçonner l'existence d'un état inflammatoire, éprouvent souvent de bons effets de l'usage des eaux thermales de Loëche. Le diagnostic est cependant quelquefois fort difficile; lorsque l'on croit avoir un cas pour lequel on croit l'effet des eaux presque assuré, on est étonné de voir, pendant le traitement, d'anciens symptômes, qui avaient disparu depuis longtemps, se réveiller et prendre une intensité remarquable. La révolution, qui s'opère dans l'organisme pendant la cure, ramène souvent à l'état aigu des affections anciennes qui avaient été, pour ainsi dire, assoupies par le temps ou par l'effet des moyens thérapeutiques employés à les combattre.

Les rhumatismes chroniques exigent des bains plus prolongés et une température plus élevée. Le calorique étant le vrai spécifique du rhumatisme. L'apparition de la poussée est une circonstance favorable. Tout l'appareil tégumentaire transformé en un vaste émonctoire déplace l'irritation ayant son siége dans les enveloppes profondes des faisceaux fibreux musculaires. Les complications goutteuses chroniques, les dépositions qu'elles laissent souvent dans les environs des articulations, éprouvent souvent un soulagement de la boisson des eaux jointe aux bains. Les contractions des muscles, résultant d'un rhumatisme ancien et empêchant le mouvement des membres, réussissent quelquefois. La douche et les ventouses rendent souvent des services signalés dans les rhumatismes parfaitement localisés, par la dérivation et la secousse qu'elles produisent.

Nous connaissons des malades atteints d'affections rhumatismales anciennes, de sciatiques, qui ont éprouvé pendant la saison des bains une amélioration marquante dans leur état; mais quelque temps après avoir quitté Loëche une recrudescence s'est déclarée et le mal s'est fait sentir assez fortement pendant tout l'hiver.

Les anciens avaient déjà remarqué les propriétés des eaux sur les affections goutteuses et rhumatismales chroniques, ainsi que sur les infirmités qui en résultent quelquefois (*).

Les ulcères de mauvaise nature, qui s'établissent souvent autour des articulations et qui ont pour cause une affection arthritique chronique, trouvent dans les eaux de Loëche un moyen actif de ranimer la surface de l'ulcère dont l'aspect sale et dégoûtant, et la qualité de la matière secrètée dénotent un manque presque absolu de vitalité dans les tissus où la destruction marche à grands pas. Les douches seconderont

---

(*) *Dies Wasser dienet den* paraliticis *so die Hand Gottes berürht hat*, Stumpff, page 348.

Aqua juncturarum languoribus, ut ischiadicis, podagricis medetur... Nervos (les muscles) *contractos laxat et roborat.* Collinus.

ici d'une manière avantageuse l'action du bain et la boisson, en modifiant le mouvement intime des humeurs. Elles favoriseront l'avancement de la cicatrisation qui marche souvent avec une lenteur désespérante (*).

Les paralysies qui proviennent de toute autre cause que celle d'un épanchement sanguin dans les cavités ancéphaliques ou de la moëlle épinière, celles qui résultent d'une affection goutteuse ou rhumatismale ancienne, de violences extérieures sur certains troncs nerveux, comme coups, chutes, tumeurs, se trouveront bien de l'usage des eaux. Leur action stimulante, prises en bain, trouvera un puissant auxiliaire, pour ces cas, dans l'application de la douche à forte pression. Ces deux moyens réunis, auxquels on peut avec avantage joindre la boisson, opèreront plus promptement la résolution des tumeurs, s'il en existe. La secousse qu'ils impriment au système nerveux, réveillera la force musculaire anéantie et rendra aux membres leur mouvement et leur sensibilité.

Les paralysies, ayant pour cause un épanchement sanguin dans les grandes cavités, ne peuvent espérer aucun avantage des eaux. Il serait même dangereux de les appliquer à ces cas, à cause de l'activité qu'elles excitent dans le système circulatoire, circonstance qui pourrait occasionner des accidens fâcheux et peut-être amener une terminaison funeste.

Les eaux produisent des effets remarquables sur certaines affections du système digestif, ayant leur siége dans l'estomac et le tube alimentaire, en général, dans certains désordres ou dégénérescences du foie, de la rate, des glandes mésentériques dans les hémorrhoides. Certains sujets, sans affection locale bien prononcée, éprouvent une grande difficulté de digestion. S'il n'y a pas dégoût pour toute espèce d'alimens, au moins y a-t-il d'yspepsie, manque d'appétit constant. Les autres fonctions digestives sont lentes, pénibles ; un malaise indéfinissa-

(*) *Ulceribus malignis tibiarum, fistulis... medetur...* Collinus.

ble se fait sentir après les repas. Les évacuations alvines sont rares, irrégulières, ou souvent une espèce de diarrhée, qui passe à l'état chronique, est l'effet de ces nombreux désordres.

Le bain, mais surtout la boisson, modifiée selon la constitution, l'âge du malade, la nature et l'ancienneté du mal, produisent ici les plus heureux effets. L'eau, prise en boisson, stimulera puissamment toutes les membranes du tube alimentaire, tombées dans un état de paresse et d'atonie; ses propriétés purgatives agiront énergiquement sur le système bilieux et favoriseront les évacuations qui seront plus fréquentes et plus régulières. On peut joindre à ces moyens l'action très-avantageuse de la douche sur les diverses régions de l'abdomen, pour imprimer une secousse aux viscères de cette cavité, stimuler leur activité et ramener l'équilibre dans leurs fonctions respectives.

Les eaux, en provoquant la liberté de la circulation dans les organes de la cavité abdominale, favorisent la résolution des engorgemens des différens viscères, surtout du foie, où il faut chercher la cause principale et la plus fréquente des hémorrhoïdes, à cause de la difficulté de la circulation et des stases qui s'établissent dans le système de la veine-porte. Si l'on réunit à tous ces moyens l'influence de l'atmosphère pure, du mouvement, des promenades et des distractions nombreuses sur le malade, on conçoit facilement l'avantage que l'on peut retirer du séjour et de l'usage des eaux de Loëche dans les affections des voies digestives.

Quoique les anciens aient préconisé les vertus des eaux de Loëche dans les affections des organes génito-urinaires, dans la gravelle et les calculs vésicaux (*), il semble que des observations positives et des faits bien constatés manquent encore à cet égard et que les données ne sont pas assez certaines pour asseoir un jugement. Il en est autrement, si un état catharral chronique existait dans ces organes, si un

(*) *Illis qui laborant calculo vesicæ convenit.* Collinus.

écoulement et des lésion graves étaient la conséquence d'une dartre ou de toute autre affection cutanée répercutée, ce qui a lieu souvent. Cependant Naterer rapporte deux cas de paralysie de la vessie où l'incontinence d'urine était complète qui furent entièrement guéris par l'usage des eaux (*).

Les nombreux désordres, qui surviennent dans les fonctions des organes générateurs de la femme, méritent ici une attention plus spéciale et des détails plus étendus. A l'approche de la puberté, souvent il éclate, chez les jeunes personnes, une foule de symptômes nerveux, toujours fort inquiétans pour la malade et ceux qui l'entourent. Ils sont occasionnés par les efforts de la nature qui prépare ce moment critique avec plus ou moins de difficulté, selon que le tempérament est plus ou moins bien constitué et l'organisation individuelle plus robuste ou plus faible. Pour les cas où la menstruation paraît vouloir s'établir difficilement et d'une manière irrégulière, ce qui arrive très-fréquemment chez les jeunes personnes d'une constitution lymphatique et délicate, les eaux de Loëche, administrées avec précaution, contribuent par leur action stimulante et tonique, à établir et régulariser cette importante fonction; s'il n'existe pas, dans un autre organe, une complication qui en interdirait l'usage. L'impulsion qu'elles impriment à tout le système circulatoire peut occasionner des congestions dangereuses vers des organes importans, les poumons, par exemple, y déterminer des inflammations partielles qui auraient de funestes suites, surtout si l'on soupçonnait l'existence de tubercules dans ce viscère.

On conçoit, d'après ce que nous venons dire, que les eaux seront avantageuses dans les désordres de la menstruation, lorsqu'elle aurait pour cause un dépérissement général, causé par des maladies graves et longues, des pertes, des saignées trop répétées, un relachement de l'utérus, provenant d'hémorrhagies, d'accouchemens fréquens et difficiles,

(*) Naterer, pag. 104 et 127.

de fausses couches, de l'emploi inhabile d'instrumens, ou de toute autre cause qui aurait donné naissance à des désorganisations et à une faiblesse extrème de l'organe.

Les fleurs blanches, qui dépendraient des causes que nous venons d'énumérer, ou, ce qui a lieu quelquefois, d'une affection catharrale, rhumatismale, scrophuleuse, et plus souvent encore d'une maladie cutanée répercutée, peuvent être traitées avec succès par les eaux, que l'on peut ici administrer de plusieurs manières. Les injections, qui agissent directement sur les membranes malades, seront un moyen énergique de combattre le relâchement général, les ulcérations, de favoriser l'évacuation des matières sécrétées et de rétablir dans l'organe la vitalité et l'énergie nécessaires (*).

On comprend facilement que l'action des eaux serait sans effet sur des écoulemens qui auraient pour cause des dégénérations profondes, telles qu'un squirrhe ou des indurations anciennes du col de l'utérus, des corps étrangers volumineux, des polypes, des excroissances d'un autre genre dans l'intérieur des organes générateurs, du vagin, de la matrice ou des ovaires. Ces lésions réclament l'emploi de moyens chirurgicaux. Le mal subsisterait avec la cause qui le produit et l'usage des eaux minérales, dans de pareils cas, serait plutôt nuisible qu'utile. Il est donc important de bien s'assurer quelle est la nature de la cause qui produit cette série de symptômes, qui, à côté de l'affection principale, simulent toutes sortes de formes.

Les névroses et les variétés innombrables auxquelles elles donnent naissance, méritent un examen sérieux, pour discerner les cas où les eaux de Loëche peuvent être utiles : encore l'observateur le plus attentif, en prescrivant l'usage des eaux minérales à un malade atteint d'une affection de ce genre, est-il sujet à des erreurs et des mécomptes impossibles à

(*) *Uterum mulieribus languescentem confirmat.* Collinus.

prévoir. Le médecin le plus prudent peut errer dans son diagnostic, quand il a affaire à cette variété infinie de symptômes que présentent les affections nerveuses et aux formes capricieuses quelles affectent. C'est une ombre que l'on poursuit; elle fuit un instant, pour reparaître sous une autre forme et une autre couleur. Témoins les symptômes trompeurs et multipliés, souvent effrayans, de certaines affections hystériques.

C'est donc avec la plus grande circonspection que l'on doit conseiller l'usage des eaux de Loëche dans les affections nerveuses, quoiqu'un grand nombre d'entr'elles y soient traitées avec succès.

Si la maladie reconnaît pour cause une affection de la peau dont la disparition aura immédiatement déterminé, dans le système nerveux, une foule de désordres; les eaux de Loëche sont un puissant moyen de rappeler le mal à son siége primitif et de rétablir l'équilibre dans les fonctions que son déplacement avait troublées. Il en est de même, si l'affection dépendait d'une cause rhumatismale. Les névroses nombreuses, qui accompagnent ordinairement le trouble des fonctions de l'utérus, comme suppression des règles, écoulemens blancs, difficulté de l'établissement de la menstruation à l'époque de la puberté les pertes irrégulières, résultant d'un trop grand relâchement, les vomissemens, les coliques, obtiendront des résultats favorables, des eaux, si elles sont administrées d'une manière convenable. La durée du bain, sa température, doivent être modifiées d'après la sensibilité de la malade. Les affections morales, la tristesse, les profonds chagrins, l'abus des plaisirs, produisent aussi quelquefois de graves perturbations dans le système nerveux. Une irritabilité excessive est ordinairement la conséquence de l'action destructive de ces agens sur les forces vitales. Le séjour de Loëche, dans un climat, où l'air est si pur, les beautés imposantes de la nature, les promenades, les distractions, joints à l'usage bien entendu des eaux, peuvent conduire à une amélioration heureuse. Les anciens vantaient déjà les eaux de Loëche contre l'hypochondrie. Il est évident que leurs propriétés résolutives exerceront une salutaire influence sur cette affection, si sa cause réside dans la lésion d'un organe, comme seraient des obstructions, des engorgemens chroniques dans les viscères abdominaux, le foie, la rate, le pancréas, les glandes du mésentère. La boisson aidera puissamment l'action du bain. La douche, appliquée sur l'organe malade, accélère, par l'ébranlement qu'elle produit, le rétablissement de l'équilibre dans les fonctions et le retour à l'état normal.

Les eaux de Loëche ont été préconisées dans un grand nombre de maladies qu'il serait trop long d'énumérer ici et sur lesquelles leurs bons effets ne nous paraissent pas encore suffisamment constatés. De ce nombre sont différentes affections des organes respiratoires, le catharre, l'asthme et autres affections de la membrane pulmonaire.

On les a vantées dans la stérilité, parce qu'elles raniment la vitalité des organes de la génération. Mais il y a loin de la stérilité a un état maladif qui empêche temporairement les principales fonctions des organes générateurs.

Au reste, nous savons si peu de choses, pour ne pas dire rien, sur la manière dont la conception s'opère, qu'il est presque impossible d'établir souvent quelles sont les causes de la stérilité. Tant est-il cependant, que quelques mères, après bien des années de mariage, désespérées de ne pas avoir d'héritiers, prétendent avoir obtenu ce bonheur par la vertu des eaux de Loëche et après plusieurs cures entreprises dans ce but.

D'après l'exposition succinte que nous venons de faire des affections dans lesquelles les eaux de Loëche peuvent être utiles ou administrées avec un heureux succès, l'on conçoit qu'elles doivent être interdites dans beaucoup de cas.

Elles seront nuisibles dans tout état inflammatoire aigu ; peu importe l'organe dans lequel la maladie a son siége, à cause de l'augmentation d'irritation qui résulterait de leur action stimulante.

La pléthore, les lésions du cœur et des gros vaisseaux, les anévrismes, un état de congestion vers les grandes cavités, comme le cerveau, les organes respiratoires, en interdisent formellement l'usage. La grande activité qu'elles impriment au système vasculaire peut produire, dans ce genre de lésions, les accidens les plus funestes, en déterminant un épanchement dont les suites seraient désastreuses.

Les eaux ont été quelquefois administrées avec succès dans les cas de paralysies partielles, résultant d'une attaque d'apoplexie. Naterer rapporte deux cas de ce genre où le traitement eut une pleine réussite (*). Cependant la plus grande prudence doit présider au mode d'administration dans de pareilles circonstances. Les eaux peuvent occasionner de nouvelles congestions vers le cerveau ou la mœlle épinière et provoquer subitement un épanchement mortel. Ainsi, quoique l'on trouve dans les auteurs quelques exemples de paralysies, suites d'apoplexie, qui ont été radicalement guéries à Loëche, ces rares exceptions n'établissent pas une règle et les bains, les douches, ne doivent être prescrits qu'avec une extrême circonspection.

Si une lésion a occasionné dans un organe des dégénérescences assez profondes pour que ses fonctions en soient gravement troublées, ou même en partie détruites, l'usage des eaux ne produira aucun effet heureux ; au contraire, il peut activer la marche de la maladie et accélérer une terminaison funeste. Dans la phtisie pulmonaire, avec ulcération, expectoration purulente et l'état fébrile qui l'accompagne toujours, et en général, dans tous les cas où un état inflammatoire entretient dans un organe une ulcération profonde, avec suppuration abondante, les eaux ne peuvent que stimuler l'action destructive de la maladie qui l'a envahi.

(*) Naterer, pag. 100 et 101.

La présence, bien constatée, de tubercules dans les poumons, qui échappe si souvent à l'œil le plus exercé, est une raison impérieuse d'interdire l'usage des eaux. La maladie, cachée dans un organe nécessaire à la vie, sommeille longtemps, sans que des symptômes alarmans signalent ses progrès. Mais elle n'attend, pour faire explosion, que l'occasion favorable. Les bains pourraient la provoquer et avoir des conséquences déplorables.

Dans les tumeurs, les indurations squirrheuses des viscères abdominaux, des glandes diverses, des mamelles, des ovaires ; dans les tumeurs cancéreuses du col ou du corps de l'utérus, les eaux, loin d'être salutaires, produisent un état d'exaspération dans la maladie et accélèrent sa marche désorganisatrice.

Il est difficile de comprendre comment les anciens, même Fabrice de Hilden, pouvaient prescrire les eaux dans les hydropisies ; *hydropicis conveniunt*. Naterer cite plusieurs cas d'hydropisie ascite, pour lesquels les bains avaient été imprudemment prescrits, qui se terminèrent promptement par la mort (*). L'usage des eaux est formellement interdit dans les affections de ce genre, quelle que soit la cavité où elles aient leur siège.

Les femmes enceintes ne peuvent, sans s'exposer à de graves accidens, faire usage des eaux. Nous connaissons cependant deux dames qui ont pris les bains, l'une en 1843, l'autre l'année suivante, et qui ignoraient toutes deux leur état de grossesse, quoique la première fut au moins dans le cinquième mois, sans éprouver aucun symptôme inquiétant et se trouver fort bien de leur traitement. Il ne faudrait pas en conclure que, pendant la grossesse, les femmes peuvent baigner sans danger ; l'expérience a démontré le contraire et des faits à l'appui sont consignés dans presque tous les auteurs.

(*) Naterer, pag. 160.

Il est donc important, avant de prescrire les eaux, de s'assurer autant que possible de l'état de la malade, si l'on ne veut s'exposer à courir des dangers d'autant plus graves qu'ils sont imprévus.

Pendant l'époque menstruelle les femmes doivent aussi s'abstenir de prendre les bains. Une hémorrhagie pourrait survenir tout-à-coup et avoir des conséquences fâcheuses.

L'on a cru reconnaître que les eaux de Loëche étaient nuisibles dans le traitement des maladies vénériennes, quelle que soit la forme sous laquelle elles puissent se présenter. Cela peut être applicable aux cas aigus et pour lesquels un traitement antiphlogistique doux doit être prescrit. Cependant, il est probable que, dans les formes secoudaires de la syphilis, dans celles surtout qui se fixent sur le système cutané et y occasionnent des dégénérescences ou donnent lieu à des formations de divers genres, les eaux de Loëche pourraient être employées avec succès; surtout si on seconde leur action par l'emploi de moyens spécifiques appropriés. La syphilis invétérée fait souvent dans l'organisme d'affreux ravages. Elle résiste avec une opiniâtreté incroyable à l'emploi des remèdes les plus énergiques. Un épuisement considérable, un délabrement général, sont le résultat du traitement mis en usage pour l'extirper. C'est alors que les eaux de Loëche pourront être prescrites avec avantage et que le malade peut en éprouver les heureux effets.

Il est à désirer que des observations, qui manquent encore sur ce genre d'affections, soient exactement recueillies. Elles jetteront un jour nouveau sur ce point important de la thérapeutique des eaux minérales.

9

MODE D'ADMINISTRATION DES EAUX.

Il existe plusieurs manières d'administrer les eaux à Loëche. Le bain, la boisson, la douche, les injections, les lotions, les lavemens et les fomentations sont les modes les plus usités. On réunit quelquefois plusieurs de ces moyens, ou on les met en usage séparément, selon le cas qui se présente.

Avant de commencer un traitement, les anciens prescrivaient certaines précautions dont la plupart sont aujourd'hui tombées dans l'oubli.

D'abord les malades devaient prendre quelques jours de repos après leur arrivée; *per diem unam aut alteram quiescendum est* (*).

Cette mesure n'est plus en usage actuellement. Presque tous les malades commencent leur cure le lendemain de leur arrivée. Cependant quelques jours de tranquillité ne seraient pas sans avantage pour les personnes qui ont fait un long voyage pour se rendre aux eaux. Le calme et la

(*) Fabrice de Hilden, ibid.

régularité, troublés par de longues fatigues, se rétablissent dans l'organisme et le préparent mieux à l'action bienfaisante des eaux.

Dans les temps passés, il fallait, pour ainsi dire, subir un traitement préparatoire à la cure des bains. Après que le malade s'était reposé pendant quelques jours, il devait, de rigueur, se faire saigner. Cette opération avait pour but de diminuer la pléthore qui aurait pu nuire aux bons effets du traitement; *incidenda vena bracchii..... . secundum tolerantiam virium.*

Après la saignée, le repos de quelques jours était encore nécessaire pour rétablir l'équilibre et la régularité danst la circulation; *item post venæ sectionem, per diem unam aus alteram quiescendum est.* Viennent ensuite les purgatifs, dont chaque malade devait faire usage avant de prendre son premier bain; *diligenter ante ingressum ad thermas corpu præparandum et expurgandum est* (*).

Nous ne dirons rien de mille autres précautions observées anciennement et qui sont maintenant tombées en désuétude. Il ne fallait pas, par exemple, prendre le bain avant le lever ou après le coucher du soleil.

Le malade, avant d'y entrer, devait se frictionner les dents et se laver les mains avec un mélange d'eau et de vin. Il ne pouvait se baigner qu'après un certain nombre d'heures de sommeil; puis, mille autres choses auxquelles on ne pense plus aujourd'hui.

Nous exposerons les modes divers d'administrer les eaux usités actuellement. Ils dépendent, dans plusieurs parties essentielles, de l'organisation intérieure des établissemens de bains où des changemens importans sont indispensables.

Rien de plus amusant et de plus singulier à la fois que

(*) Id. ibid.

la manière usitée jusqu'ici de prendre les bains à Loëche. Ce n'est pas, pour le plus grand nombre du moins, comme ailleurs, dans une chambre, dans un cabinet retiré et silencieux, dans une baignoire étroite et isolée, que le malade va cacher son infirmité, et se plonger dans le fluide salutaire qui doit le délivrer de ses maux. Au contraire, c'est un grand jour, c'est au milieu d'une société nombreuse, rieuse, bruyante, composée de toutes les nations, parlant toutes les langues, qu'il prend son bain; comme s'il voulait rendre l'univers entier témoin de ses souffrances et compatir à son tour aux douleurs de toute l'humanité.

La naïade prodigue et bienfaisante veut que l'infortuné qui implore son secours jouisse largement de ses dons. Aussi de vastes piscines ou carrés sont-ils disposés et construits de manière à recevoir de 25 à 30 malades en même temps.

De quatre à cinq heures du matin, tout est sur pied, tout est en mouvement. L'escalier en bois de l'hôtel crie et gémit continuellement sous le pied agile des gens de service et des malades qui se rendent à la hâte au bain. Dans un clin d'œil tous les lits sont déserts, l'hôtel abandonné et réduit au silence. C'est comme si une grande émigration venait de s'opérer.

Muni d'une longue et large chemise ou tunique en laine, en flanelle ou en toile de toutes couleurs, le baigneur se rend au vestiaire chauffé du carré auquel il a donné la préférence, ordinairement celui que fréquentent ses amis ou ses connaissances. Il se débarrasse de ses vêtemens, passe la tunique qui lui tombe jusqu'aux talons, se dirige vers la porte du carré où il se baisse, en ramassant autour de lui les larges plis de son singulier vêtement, se plonge lentement et s'avance au milieu de la piscine déjà remplie de monde.

Malheur à celui qui, dans ce moment solennel de l'entrée au bain, commettrait l'imprudence de marcher debout ou de toute autre manière qui ne serait pas conforme aux usages reçus; il serait sur le champ et sans pitié rappelé à l'ordre par ses compagnons et des rires interminables célèbreront pendant le reste du jour sa gaucherie et sa maladresse. Les baigneurs sont inexorables sur ce point et chacun d'eux se charge volontairement d'exercer en général et en particulier la police du bain.

Le carré au grand complet présente un coup d'œil tout à fait original et presque impossible à décrire. Celui qui ne l'a vu de ses propres yeux, peut difficilement s'en faire une idée. Que l'on se figure une trentaine de personnes de différens âges, de différens sexes, des enfans, des jeunes dames, des vieillards, des laïques, des militaires, des ecclésiastiques plongés dans le même bain et n'ayant que la tête hors de l'eau. Les uns gravement assis, les yeux tournés vers le ciel, semblent plongés dans une rêverie profonde; les autres, formés en groupe, s'agitent au milieu d'une conversation animée. Un autre groupe écoute, en silence, un conteur charmant faisant le récit d'une intéressante anecdote. Ailleurs, une voix douce et mélodieuse soupire les couplets d'une nouvelle romance, et tout près de là un individu qui, cédant à l'action assoupissante du bain, repose à moitié endormi. Ici c'est le déjeûner flottant sur la frêle planche façonnée exprès. Aussi combien de déjeûners, ont fait naufrage sur cette mer orageuse! Là ce sont les jeux, la lecture des journaux, plus loin un feux de file de bons mots, de saillies, de répliques spirituelles, des causeries et des rires sans fin. L'un entre au bain l'autre en sort; un troisième, presque aveuglé par les vapeurs, revient tout fumant de la douche. Tout cela forme un pêle-mêle, compose un ensemble vraiment comique.

Puis, au milieu des causeries, des jeux, des chants, des rires et des déjeûners, voici arriver un curieux mal avisé, visitant pour la première fois les bains de Loëche. Sans autre préambule, l'imprudent ouvre la porte à deux battans et pénètre dans l'édifice ; car il est certains visiteurs qui se soucient fort peu des règles de la politesse et des convenances ; d'autres ne s'en soucient même pas du tout. Tout-à-coup un tonnerre éclate ; un tonnerre de voix, de cris partant de tous les carrés et de toutes bouches. Le malheureux, ouvrant de grands yeux, étourdi, consterné, s'arrête un instant pour se reconnaître. Les cris redoublent. Épouvanté, il recule sous ce feu roulant de clameurs incompréhensibles, regagne lestement l'extérieur, confus et la rougeur au front, se demandant ce qu'il a pu faire pour provoquer ce vacarme épouvantable et attirer sur lui cette rude tempête. Et les éclats de rire, recommençant de plus belle, retentissent dans toute l'étendue du bain aux dépens du pauvre diable que sa mauvaise étoile a conduit en ce lieu où règne, parmi les baigneurs, un esprit d'ensemble, de fraternité et de politesse qu'on ne peut enfreindre impunément.

La durée du bain varie de une à cinq heures le matin et de une à trois heures l'après-midi, selon la gravité du cas et la période du traitement où se trouve le malade. Anciennement la durée du bain se prolongeait encore d'avantage.

Le temps du bain écoulé, le baigneur, toujours dans la position assise, s'approche de la porte qui conduit au vestiaire, se glisse adroitement, en refermant sur lui, hors de la piscine. C'est le moment suprême de l'opération, et qu'il y prenne garde, les malins du carré ont l'œil sur lui et ne laisseront échapper aucune occasion de le prendre en défaut, surtout s'il est novice ou encore peu habitué. Aussi doit-il se garder, comme à son entrée, de commettre la moindre maladresse, autrement les rires et les rappels à l'ordre ne lui feront pas défaut.

Arrivé au vestiaire, le malade se débarrasse de sa tunique de bain. Des linges chauds l'attendent, il est soigneusement essuyé, s'habille à la hâte et se rend à l'hôtel pour se mettre au lit une demi-heure, une heure, souvent plus longtemps. Quelquefois un paisible sommeil vient le surprendre et le son de la cloche annonçant le déjeûner le trouve encore perdu dans les vagues idées ou les illusions fantastiques d'un rêve agréable.

Telle est la conduite ordinaire à tenir par le baigneur qui prend les bains en commun. Beaucoup de personnes, de la haute société surtout, ou celles qui sont atteintes de maladies qui ne leur permettent pas de fréquenter les piscines, prennent les bains particuliers. Quant à la marche à suivre et aux précautions à prendre, elles sont absolument les mêmes que pour les malades qui baignent en société.

Nous avons souvent entendu blâmer, quelquefois avec raison, le système de baigner en commun, tel qu'il est en pratique à Loëche depuis des siècles. Les uns ont éprouvé, ce qui est tout naturel, une répugnance invincible à se trouver dans le même bain avec un grand nombre de personnes qui leur étaient absolument étrangères, avec lesquelles ils n'avaient aucune relation; dont quelques-unes peuvent être atteintes de maladies dégoûtantes et peut-être contagieuses. Les autres ont trouvé que l'on passait un peu légèrement sur les règles de la convenance, de la décence et des bonnes mœurs, en admettant indistinctement dans la même piscine, dans le même vestiaire, les personnes de différens sexes, de différens âges, de différente condition. On a objecté encore qu'au fort de la saison surtout, où les baigneurs sont nombreux et les bains remplis presque partout, il était impossible d'exécuter exactement les prescriptions des médecins, au moins pour ce qui concerne la durée du bain, attendu que le malade ne pouvait se retirer à l'heure fixée, le vestiaire se trouvant continuellement occupé.

Il y a quelque chose de fondé dans toutes ces observations, dont cependant on a sûrement exagéré l'importance.

Si l'on considère qu'à Loëche le bain dure plusieurs heures par jour et que souvent la cure se prolonge pendant plusieurs semaines, on conçoit aisément que l'on a dû chercher un moyen de prévenir l'ennui et d'abréger autant que possible par la distraction les longues heures du bain. C'est cette pensée qui a donné naissance au bain en commun.

A celui qui pour la première fois quitte les agrémens d'une société élégante, les salons brillans d'une grande ville, il ne faut pas, à moins que des raisons particulières ne l'exigent, un bain isolé et solitaire de plusieurs semaines. Le passage subit du bruit au silence, des plaisirs du monde aux méditations et aux rêveries de la solitude ne pourrait manquer d'amener l'ennui, et l'ennui d'exercer une fâcheuse influence sur les bons effets qu'on attend des eaux.

A celui qui souffre, qui est séparé de sa famille, de ses amis, de ses occupations ordinaires: à celui qui est affaibli par de longues maladies ou que la vieillesse menace de décrépitude, à celui que de profonds chagrins ont disposé à la tristesse et à la mélancolie, il faut des émotions douces et consolantes, des sensations agréables et variées qui lui fassent en quelque sorte oublier ses maux en lui rappelant ce qu'il a de plus cher. Ce n'est pas enfermé seul, dans un cabinet de bain particulier, qu'il trouvera ces avantages; c'est au milieu des joyeux et spirituels baigneurs qui peuplent et animent les grandes piscines.

Si les bains communs présentent des avantages nombreux sous le rapport de la société et de l'agrément, il n'en est pas de même sous le rapport médical. Nous signalerons plus bas les inconvéniens qu'ils présentent pour le traitement rationel de beaucoup de cas. La même température de bain pour vingt à trente malades qui sont peut-être tous atteints d'affections différentes, dont les uns sont encore dans l'enfance, les autres dans la force de l'âge ou parvenus aux dernières limites de la vie, ne s'accorde pas avec les idées de la science sur l'action des eaux minérales.

Nous dirons encore quelques mots sur la poussée. On a vu plus haut qu'elle est le phénomène le plus constant qui accompagne l'usage des bains, quoiqu'elle se manifeste aussi quelquefois chez ceux qui ne prennent les eaux qu'en boisson.

Dans les premiers jours, pendant lesquels on augmente graduellement la durée du bain, en se réglant toujours sur l'âge, la constitution du malade et la nature de l'affection, le plus souvent l'action des eaux ne se fait remarquer par aucun symptôme particulier. Cette règle n'est pas générale. On a vu que de nombreux phénomènes se montrent dans l'organisme déjà après le premier bain et que la poussée fait, chez quelques individus une explosion subite. Mais ce n'est pas sa marche ordinaire.

Après quelques jours de bain gradué, ordinairement du sixième au dixième jour, quelquefois plus tard, l'organisme entre dans un état de révolution bien marquée. Diverses fonctions sont troublées et s'écartent de leur marche accoutumée. Chez l'un, il y a de l'agitation, du malaise ou de l'accablement, des maux de tête, des nausées, même des vomissemens, perte d'appétit, fatigue; chez l'autre de la constipation ou diarrhée, une irritation fébrile, de la soif, un état général singulier et indéfinissable. Les malades ne trouvent pas d'expression propre pour le dépeindre. C'est pendant cette période, au milieu de cette série de symptômes si opposés et si divers, que l'apparition de la poussée se manifeste.

Le premier signe de sa présence prochaine est une sensation vague et assez vive d'ardeur ou de brûlure légère à la peau. Elle se fait spécialement sentir dans le voisinage des grandes articulations, aux coudes, aux genoux, vers la cheville du pied, etc. Cet état d'irritation s'étend quelquefois graduellement sur tout le corps. Lorsqu'elle prend un degré d'intensité considérable, c'est sur les parties charnues des bras, de cuisses, des jambes qu'elle se montre plus fortement et se fixe avec plus de vigueur.

Dans les premiers momens de sa sortie, la poussée ne consiste qu'en petits points rouges. Ils se développent insensiblement et occasionnent une sensation incommode de brûlure et de démangeaison. D'abord circonscrits, ces points rouges s'étendent plus ou moins rapidemenut pour former de larges plaques dont l'aspect et la couleur rappelle celle que prend la peau dans certaines éruptions exanthématiques, telles que la scarlatine, la rougeole ou bien l'érysipèle. La peau est lisse et unie au toucher ou bien elle présente de petites élevures qui lui donnent un aspect rèche et chagriné. Pendant cette période, le malade n'éprouve point de désordres graves dans les principales fonctions.

Mais si l'éruption marche avec rapidité, et se développe avec violence une longue série de symptômes plus ou moins inquiétans et prolongés annonceront la profonde révolution qui s'opère dans l'organisme. Un état fébrile très-prononcé, de la chaleur, de nombreuses puturbations dans les voies digestives, une soif ardente, une insomnie causée par la douleur continuelle, une démangeaison très-vive, une fatigue extrême, tourmentent le malade pendant ce puissant mouvement critique qui s'effectue et remue toutes les parties de l'économie.

On a vu des personnes, attribuant tout le bien qu'elles peuvent retirer de leur cure à l'intensité et à l'étendue de la poussée, la provoquer par tous les moyens imaginables. N'obéissant qu'à leur caprice, il y en a qui s'efforcent d'activer son apparition en buvant une assez grande quantité de vin dans ou hors du bain. Naterer rapporte un cas observé en 1752, où le malade, malgré les nombreux avertissemens qu'il avait reçus, voulu provoquer la sortie de la poussée en buvant tous les jours quatre à cinq bouteilles de vin. L'éruption fut si forte que tout le corps de cet individu ne présentait qu'une vaste surface profondément phlogosée semblable à un érysipèle. Le malade passa huit jours sans sommeil, au milieu de douleurs insupportables, tourmenté par une cuisson et une chaleur affreuses que rien ne pouvait calmer que l'eau minérale appliquée en fomentations sur les parties douloureuses (*).

Ces cas ne sont pas rares. L'enflure et une tension douloureuse à la peau y occasionnent souvent des crevasses assez profondes. Une vive cuisson, provoquée par la démangeaison à laquelle les malades ne peuvent résister, irrite encore, déchire la surface de la peau et donne lieu à des ulcérations. Un liquide visqueux, mordant, qui a la propriété d'irriter encore davantage les places sur lesquelles il se répand, suinte de leur surface. Rien ne peut alors apaiser les souffrances des malades que le bain où ils se plongent avec délices, lorsque l'heure est venue. Ils l'attendent comme le moment de leur délivrance. Pendant la nuit, l'eau de la source, appliquée en fomentations, sur les points les plus douloureux, leur procure quelque soulagement. Une boisson acidulée, rafraîchissante, comme la limonade, le sirop de groseilles, de framboises, etc., mélangés avec de l'eau, modère un peu la soif qui les dévore et contribue à tempérer l'ardeur dont ils sont consumés.

Cette violence de l'éruption n'est pas fréquente et ne constitue pas sa marche accoutumée. Dans le plus grand nombre des cas, elle se manifeste d'une manière graduée et régulière, sans être accompagnée de symptômes extraordinaires, du moment de son appariton jusqu'à celui de son entier développement. Cela arrive, le plus souvent, du cinquième, sixième au douzième ou seizième jour. Elle reprend alors sa marche rétrograde. Sa diminution s'opère, en continuant l'usage des bains dont on modifie la durée et la température d'après la rapidité de sa disparition. Les places occupées par la poussée se couvrent alors de petites paillettes furfuracées qui se dessèchent et tombent, comme une subtile poussière. Dans les cas où la poussée a pris une plus grande

(*) Naterer, pag. 89.

intensité, il se forme de petites écailles qui se détachent sous la forme de plaques de diverses dimensions.

L'éruption disparaît plus ou moins promptement. Dans les cas ordinaires, il n'y en a plus de traces du vingt-cinquième au trentième jour. D'autres fois sa marche est plus lente, elle persiste assez longtemps et oblige de prolonger l'usage des bains.

Après avoir complètement disparu, la poussée laisse encore, chez quelques individus, un état de sensibilité et d'irritation assez grande, pour causer à la peau des démangeaisons incommodes pendant quelque temps.

Quoiqu'il soit imprudent, même dangereux, de quitter les eaux avant que la poussée ait entièrement disparu; il y a cependant des personnes, qui, forcées par des circonstances pressantes, se sont trouvées dans ce cas et n'ont pas éprouvé de suites fâcheuses de cette brusque interruption de leur cure. Cependant on ne peut considérer le traitement comme terminé qu'après que l'éruption, après une marche régulière, aura tout-à-fait disparu. Beaucoup de malades, pour avoir négligé cette précaution, ont éprouvé des accidens graves et perdu tout le fruit qu'ils auraient retiré d'un traitement prolongé de quelques jours seulement. D'autres ont ressenti pendant toute l'année qui a suivi des malaises, des démangeaisons, des éruptions passagères à la peau sous des formes diverses, auxquelles ils n'ont pu mettre un terme que par une nouvelle cure à Loëche.

Il est donc important, pour assurer le succès d'un traitement et ne pas troubler, dans sa marche, la révolution qui s'opère dans tout l'organisme pendant la cure, de ne pas entraver l'éruption dans son cours. Il faut éviter avec le plus grand soin tout ce qui pourrait la supprimer d'une manière violente et en occasionner la répercussion. Cet accident ne manquerait pas de causer dans l'économie de graves perturbations.

Les eaux se prennent aussi à Loëche en boisson. Ce mode d'administration est mis en usage seul ou réuni aux bains. Les malades qui boivent les eaux, les prennent ordinairement le matin à jeun. La quantité d'eau varie de un, deux, jusqu'à huit ou dix verres pris à la distance de dix minutes ou un quart d'heure. Dans les temps passés, l'eau se prenait en beaucoup plus grande quantité. Dans cet intervalle le malade se promène. Le mouvement facilite le passage des eaux. C'est ordinairement la *source St-Laurent* qui fournit aux buveurs. Le tour de la grande promenade leur sert de mesure d'une dose à l'autre.

La durée de la cure par la boisson ne se prolonge guère au-delà de douze ou quinze jours. Nous avons indiqué les cas dans lesquels les eaux, prises en boisson, peuvent être utiles. Beaucoup de personnes, après avoir terminé leur cure par la boisson, commencent à prendre les bains ; ils subissent ainsi deux modes de traitement pendant la même saison.

Si la boisson et le bain sont mis en usage en même temps, les malades prennent l'eau avant ou pendant le bain. Le matin se rendent à la source, prennent la quantité d'eau prescrite, font leur promenade et entrent ensuite au bain.

Ceux qui boivent pendant le bain, prennent aussi l'eau à jeun. Après leur entrée dans la piscine, ils commencent à boire, à des intervalles donnés, le nombre de verres prescrits. L'eau prise pendant le bain sort du robinet qui coule dans chaque carré ; elle arrive immédiatement de la source et n'a pu subir aucune décomposition.

La douche s'emploie fréquemment à Loëche et rend des services précieux dans un grand nombre de cas, comme on l'a vu plus haut. Ce mode d'administration présenterait encore de plus précieux avantages, si les douches étaient établies de manière à pouvoir être appliquées à tous les cas pour lesquels on pourrait les mettre en usage utilement.

On prend la douche de cinq, dix à quinze et vingt minutes. La hauteur est invariable et le calibre des tuyaux ne peut être modifié. Les appareils nécessaires, pour plusieurs opérations, n'existent pas.

Les injections sont en usage pour combattre différentes affections, ayant leur siége dans certaines cavités, comme les oreilles, les fosses nasales, etc. Elles rendent de grands services dans quelques cas de fistules profondes. Injectées dans le trajet, elles ravivent la surface ulcérée, changent la nature de la matière sécrétée, stimulent la vitalité des tissus malades et accélèrent la cicatrisation de la plaie.

On les emploie souvent pour combattre certaines affections des organes génitaux et du rectum, etc.

Les lotions sont fréquemment employées à Loëche. Après le bain la boisson et la douche, c'est la manière la plus usitée de faire usage des eaux. Il y a d'ailleurs un grand nombre de cas dont le traitement ne permet pas un autre mode d'appliquer les eaux d'une manière directe. Nous voulons parler de cette nombreuse classe de lésions qui fixent leur siége à la face. Les affections cutanées, scrophuleuses invétérées, qui atteignent les yeux, les oreilles, le nez, le cuir chevelu et d'autres parties du visage sont traitées le plus efficacement par ce moyen. Le bain est un auxiliaire puissant pour combattre ce genre de maladies par la dérivation qu'il provoque sur tout le corps et la modification qui s'opère dans les humeurs. Mais les parties où elles se manifestent ne peuvent être plongées dans l'eau. On a dû recourir à un autre moyen de les mettre en contact direct avec l'eau minérale.

Les maladies que l'on combat par les lotions sont ordinairement constitutionelles. Les divisions nombreuses que l'on a établies pour les dartres, par exemple, ne sont que la classification de variétés du même genre. Le même principe travaille l'organisme dans cette espèce d'affections. Toute la différence consiste dans la forme sous laquelle elles se manifestent, et du tissu où elles fixent leur siége. Le principe dartreux surtout est celui qui varie le plus ses formes, qui a le plus de tendance à parcourir toutes les parties de l'enveloppe tégumentaire, en prenant sur telle région un caractère déterminé qu'il quitte en se portant sur un autre (*).

Les lotions se font ordinairement au moyen d'une éponge trempée dans l'eau de la source. Si le malade ne prend pas les bains, il se rend près de la source où il lave pendant le temps prescrit la place malade. Si le bain est pris en même temps, c'est alors à la goutière qui alimente la piscine que le malade vient prendre l'eau pure pour l'appliqne sur la partie souffrante.

Dans les ulcérations atoniques des paupières, les écoulemens de mauvaise nature qui s'établissent dans l'oreille, dans les lésions scrophuleuses des ailes du nez, l'ozène, les fistules profondes et anciennes, etc., les lotions seront d'un secours efficace.

Les lavemens d'eau minérale sont quelquefois employés. Dans un état de relachement du rectum, dans les diarrhées chroniques provenant d'atonie, dans certains cas d'hémorrhoïdes, dans la constipation, dans les fistules de l'anus, les lavemens joints à d'autres moyens produiront des effets avantageux. Il est à regretter qu'il n'existe pas à Loëche comme à Aix, par exemple, des appareils appropriés pour l'application des eaux à toutes les parties du corps, au moyen de la douche. Ils seraient mis en usage beaucoup plus souvent et ne manqueraient pas de produire des résultats satisfaisans.

On emploie quelquefois l'eau minérale en fomentations. Au plus haut degré de la poussée, quand elle occasionne, dans certaines régions, une irritation violente, une vive brûlure ou une démangeaison qui agite beaucoup les malades, on les calme au moyen de larges fomentations sur lesparties douloureuses.

La ventouse scarifiée est un moyen fort usité à Loëche.

(*) Hufeland, *Enchiridion medicum*, pag. 571.

Ses effets sont très-marqués dans un grand nombre de maladies. L'action dérivative de la ventouse, sa force de déplétion sur le réseau capillaire du derme, la liberté qu'elle établit dans la circulation des parties où il y a congestion, la placent au rang des moyens les plus énergiques que l'on puisse appliquer sur la surface extérieure du corps.

Dans les affections rhumatismales chroniques, bien localisées, dans les lésions profondes du derme où les tissus engorgés sont gravement altérés, sur le pourtour des ulcères de mauvaise nature, où un état d'irritation entretient le foyer d'une sécrétion abondante, dans les surfaces dartreuses, lorsques le derme dégénéré présente des callosités et un aspect anormal, la ventouse peut produire les plus heureux résultats.

A Loëche, la ventouse est appliquée avec une adresse et une promptitude remarquables. Ordinairement l'opération a lieu dans le bain, ce qui favorise beaucoup son action de déplétion. Dans un clin d'œil quarante à cinquante ventouses scarifiées sont placées sur la région désignée.

PRÉCAUTIONS HYGIÉNIQUES.

Le succès d'une cure à Loëche, comme partout ailleurs, ne dépend pas uniquement des propriétés curatives des eaux. Des précautions nombreuses, non-seulement sous le rapport du régime, mais encore pour ce qui concerne la conduite à tenir dans les momens passés hors du bain, ne doivent pas être négligées.

Les mauvais effets dont se plaignent quelques malades, après avoir terminé leur cure, ne doivent pas toujours être attribués à l'emploi intempestif ou mal dirigé des eaux. Une légère imprudence, commise pendant le traitement, peut souvent détruire tout le fruit qu'il aurait produit.

Au moment où l'organisme est sous la puissance d'un agent aussi énergique que les eaux de Loëche, et qu'une profonde révolution s'opère dans la plupart des fonctions les plus essentielles à la vie, on conçoit facilement que le moindre écart des règles prescrites peut entraîner des conséquences fâcheuses et retarder ou empêcher entièrement une guérison presque assurée. Un instant suffit pour faire perdre aux malades les bons effets qu'ils auraient pu retirer de l'usage des eaux.

Loëche est situé à une assez grande élévation, au fond d'une vallée entourée de hautes montagnes, dont quelques-unes sont couvertes de neiges éternelles. Les glaciers sont dans la proximité. Les vents, qui les traversent, soufflent avec violence dans les gorges environnantes, apportent l'air glacé de ces régions élevées. Les variations de la température y sont subites, les pluies très-fréquentes. Au milieu du jour la chaleur est souvent très-intense. Les nuits très-fraîches, par le serein, après le coucher du soleil, le sont encore d'avantage par un temps humide et nébuleux. On conçoit que le malade, plongé dans une atmosphère dont la température est si variable, doive ressentir l'influence de ces brusques changemens.

On a vu plus haut qu'anciennement, les malades, après leur arrivée à Loëche, subissaient une espèce de traitement préparatoire. Le repos, la saignée, les purgatifs devaient nécessairement précéder l'emploi des bains. La première précaution était tout-à-fait à sa place pour les personnes qu'un long voyage avait fatiguées ; les deux dernières ne doivent être appliquées que lorsque les indications sont positives, c'est-à-dire, lorsqu'il existe ou un état pléthorique très-prononcé qui est déjà, à notre avis, une contre-indication pour l'usage des eaux thermales, surtout prises en bains, ou des embarras gastriques bien caractérisés. « Car il est essentiel, dit M. Despines, de se tenir en garde contre l'ignorance et la routine qui prescrivent généralement l'emploi des purgatifs ou de la saignée. L'expérience confirme que les purgatifs sont nuisibles, lorsque les fonctions digestives se font selon l'ordre de la nature (*). »

Aussitôt après les premiers bains, l'organisme entre dans une série de phénomènes divers qu'il doit parcourir. Les précautions doivent redoubler en raison de l'activité du mouvement qui s'effectue dans les principes intimes de la vie.

(*) Manuel topographique et médical de l'étranger aux eaux d'Aix-en-Savoie, pag. 221.

Le malade qui ne tiendrait aucun compte de cette révolution profonde et secrète qui s'opère dans toute son organisation, ne tarderait pas à se repentir de son insouciance et à voir éclater dans les principales fonctions de l'économie une foule de désordres qui pourraient mettre sa vie en danger.

Lorsque les premiers symptômes de l'apparition de la poussée se font sentir, le malade doit se garder d'entraver sa sortie en s'exposant au froid. Troubler l'éruption dans sa marche, surtout dans les cas où il faut la considérer comme la condition la plus favorable de la réussite du traitement, c'est perdre tout le fruit que la cure aurait pu produire. Il faut donc éviter avec le plus grand soin tout refroidissement, l'humidité des jours pluvieux, la fraîcheur des nuits, longtemps après le coucher du soleil, les courans d'air et la violence du vent qui souffle des glaciers.

Toutes ces mesures doivent encore être plus strictement observées, lorsque la poussée arrive à son plus haut point de développement et que la nature est, pour ainsi dire, au moment d'opérer son mouvement critique. Une répercussion violente de la poussée, dans cette période du traitement, quelqu'en fût la cause, ne manquerait pas d'amener dans l'organisation de graves perturbations.

Les malades doivent se garder alors de quitter leurs vêtemens chauds. Ils doivent toujours en être munis, à Loëche, et fuir avec le plus grand soin toutes le influences extérieures nuisibles. C'est en sortant du bain surtout que les malades doivent prendre les précautions les plus minutieuses pour se préserver d'un refroidissement. Tout le corps est, dans ce moment, dans un état d'excitation, de chaleur et d'activité qui doit singulièrement augmenter sa susceptibilité. Et comme les malades sont quelquefois obligés, pour se rendre dans leurs chambres, de parcourir des distances assez considérables, ils doivent être chaudement habillés, surtout pendant les journées humides et pluvieuses.

Les émotions vives, les affections morales, exercent aussi, dans cette période de la cure, une action perturbatrice sur la marche du mouvement que l'eau minérale occasionne dans l'économie. La tristesse, les profonds chagrins, les contrariétés, la mélancolie qui est souvent le résultat de longues souffrances, ne peuvent que paralyser l'heureux effet du traitement. Les anciens avaient déjà reconnu que la tristesse mettait obstacle au succès de la cure et recommandaient aux malades la distraction et la gaîté (*). L'abattement, qui est la suite naturelle des affections tristes, arrête le mouvement critique et paralyse les forces qui doivent l'opérer. Au moment de la poussée, un état de surexcitation s'est emparé de tout le corps; il est nécessaire au développement et à la terminaison de la crise que la nature accomplit dans tout l'organisme.

Pendant la cure, les promenades, et on peut les varier beaucoup à Loëche, si elles sont modérées et ne produisent pas la fatigue, ont pour effet immédiat de provoquer l'activité et l'énergie de tout le système cutané. Le mouvement accélère et favorise la circulation, entretient sur tout l'appareil tégumentaire une moiteur uniforme et salutaire. Il augmente la force et la souplesse du système musculaire. L'appétit est stimulé et les fonctions digestives sont plus actives. La résolution des engorgemens et des obstructions dans les différens viscères, s'opère avec plus de promptitude et de régularité. La variété des objets extérieurs procure de la distraction. La société et la conversation fixent l'esprit sur des choses agréables et intéressantes qui contribuent puissamment à retremper le moral des malades que la solitude et l'isolement disposent à la mélancolie et aux idées sombres. Un excercice modéré, en plein air, est surtout avantageux

(*) *In ipsis thermis hilarem esse convenit.* Fabrice de Hilden, pag. 649.

aux tempéramens lymphatiques dont les tissus faibles, lâches et peu développés ont besoin d'un stimulant actif et continuel pour reprendre la force et la consistance nécessaires.

Il ne serait pas prudent, pendant que l'on prend les eaux, d'entreprendre les excursions lointaines et fatigantes que l'on fait souvent dans les environs de Loëche-les-Bains. L'ascension du Torrenthorn, celle du Gukerhubel et du passage du Gemmi; les courses au glacier et jusqu'au Schwarbach sont trop éloignées et trop pénibles pour les baigneurs, surtout si elles étaient entreprises dans les jours où la poussée est très-développée. Outre la fatigue, on rencontre toujours dans ces hautes régions un vent froid; on est souvent dans le cas de traverser d'assez longs trajets couverts de neige, où les pieds sont toujours dans l'humidité. Ces circonstances réunies peuvent occasionner une rétrocession subite de l'éruption et provoquer l'explosion de tous les symptômes qui ne manqueraient pas d'en être la conséquence. Il y a plus, ces courses, à une aussi grande distance, exigent une journée tout entière, pendant laquelle les bains sont suspendus. Cette interruption troublera nécessairement la marche régulière de la poussée, de tous les accidens celui qu'il faut éviter avec le plus grand soin, à cause des suites fâcheuses qui peuvent en résulter. Les amateurs qui voudraient visiter, pendant leur séjour à Loëche, ces points remarquables des hautes Alpes, feront bien de les parcourir avant de commencer ou après avoir entièrement terminé leur cure.

Les baigneurs doivent donc se borner, quand le temps est beau, aux promenades moins éloignées et moins fatigantes des environs du village. Les Echelles d'Albinen, par le nouveau chemin, le pied du Gemmi, la cascade, Feuilleret, etc. sont de charmantes promenades que l'on peut faire, en quelques heures, sans fatigue et sans être dans le cas d'interrompre les bains.

Il a déjà été dit un mot plus haut du danger de quitter les eaux avant l'entière disparition de la poussée et des graves accidens qui peuvent être la conséquence de cette faute. On voit cependant, toutes les années, des malades quitter les eaux à jour fixe, malgré les avertissemens réitérés qu'ils reçoivent, et traverser le Gemmi par un temps affreux. Il serait superflu d'entrer ici dans de bien longues réflexions pour faire comprendre tout ce que ce départ inconsidéré présente de dangers et à combien de rechutes fâcheuses sont exposés ceux qui s'y déterminent. Le passage trop précipité du repos à une grande fatigue; d'un état de moiteur et de transpiration presque continuelles, provoqué par les eaux, dans les régions froides et glacées des hautes Alpes, peut avoir les plus fâcheuses conséquences pour celui qui s'y expose. On ne saurait assez s'élever contre un abus qui peut détruire, en un instant, tous les bons effets d'un traitement.

A Loëche, le baigneur se lève ordinairement vers quatre à cinq heures du matin pour se rendre au bain. La durée du bain varie, selon les cas et la période de la cure, de une à quatre heures et plus. Le malade prend dans le bain un déjeûner, consistant en café, lait, thé, chocolat, potage, etc. Le temps du bain écoulé, il va se mettre au lit pendant une demi heure ou une heure, puis il s'habille et fait une promenade, si le temps est beau. L'habitude de se mettre au lit après le bain est usitée à Loëche depuis fort longtemps. Elle est fort gênante pour beaucoup de malades. On pourrait, lorsque la température est belle, la supprimer dans bien des cas. Il n'est pas rare de voir à Loëche, pendant les mois de juillet et d'août, des baigneurs faire leur cure sans se mettre au lit après le bain et ne présenter aucune différence dans tous les symptômes qui accompagnent ordinairement la baignée.

On déjeune à onze heures. Du déjeuner, jusqu'au bain du soir, le temps se passe à quelques légères promenades dans les environs ou en société. Les malades, de trois à cinq heures, prennent leur second bain dont la durée est toujours plus courte que celle du bain pris dans la matinée.

Le bain de l'après-midi est très assujettissant. Les baigneurs ont à répéter toutes les opérations du matin, ils doivent de nouveau s'habiller, se déshabiller, se mettre au lit jusqu'au dîner, à peu près, qui a lieu à six heures du soir.

A Loëche, les bains de l'après-midi sont en usage depuis plusieurs siècles. Si leur utilité et leur avantage sont bien constatés, pour un grand nombre de cas, on ne comprend pas leur nécessité dans le traitement de plusieurs maladies. La répétition du bain, dans la même journée, peut certainement présenter des avantages réels dans des cas graves et invétérés, dans nombre d'affections qui ont jeté dans l'organisme de profondes racines et contre lesquelles il est nécessaire de mettre en usage toute l'énergie et toute la puissance des eaux.

Les maladies constitutionnelles anciennes, les scrophules et tous les maux qui forment leur cortége, les affections cutanées rebelles, les rhumatismes chroniques, etc. sont de ce nombre. Pour les combattre avantageusement, il faut que les eaux opèrent dans l'économie une modification profonde et prolongée. Les bains répétés, à une température convenable, seront tout-à-fait à leur place. Ils provoqueront d'une manière plus sûre et plus active la sortie de l'éruption et favoriseront le mouvement critique qui doit s'opérer dans toute l'économie.

On ne sait trop pourquoi M. Foissac avance que l'on n'observe aucune espèce de régime à Loëche (*). Les repas sont réglés; on n'y sert jamais de mets échauffans ou fortement épicés, point de viande salée, ni de salade. Le vin, qui

(*) Notice sur les eaux de Loëche, pag. 68.

est ordinairement de bonne qualité, ne paraît pas, dans bien des cas, avoir une influence fâcheuse sur les effet des eaux. Les malades en prennent très-peu, et un grand nombre d'entr'eux n'en boivent pas du tout. Les baigneurs, que M. Foissac a vus boire plusieurs bouteilles de vin, n'étaient probablement pas des malades, mais probablement de simples amateurs qui prennent un bain pour passer le temps; ou s'ils étaient malades, ils appartenaient au nombre de ceux qui ne suivent aucune direction éclairée. Ils font leur cure, selon leur bon plaisir et quittent ordinairement les eaux tels qu'ils sont venus.

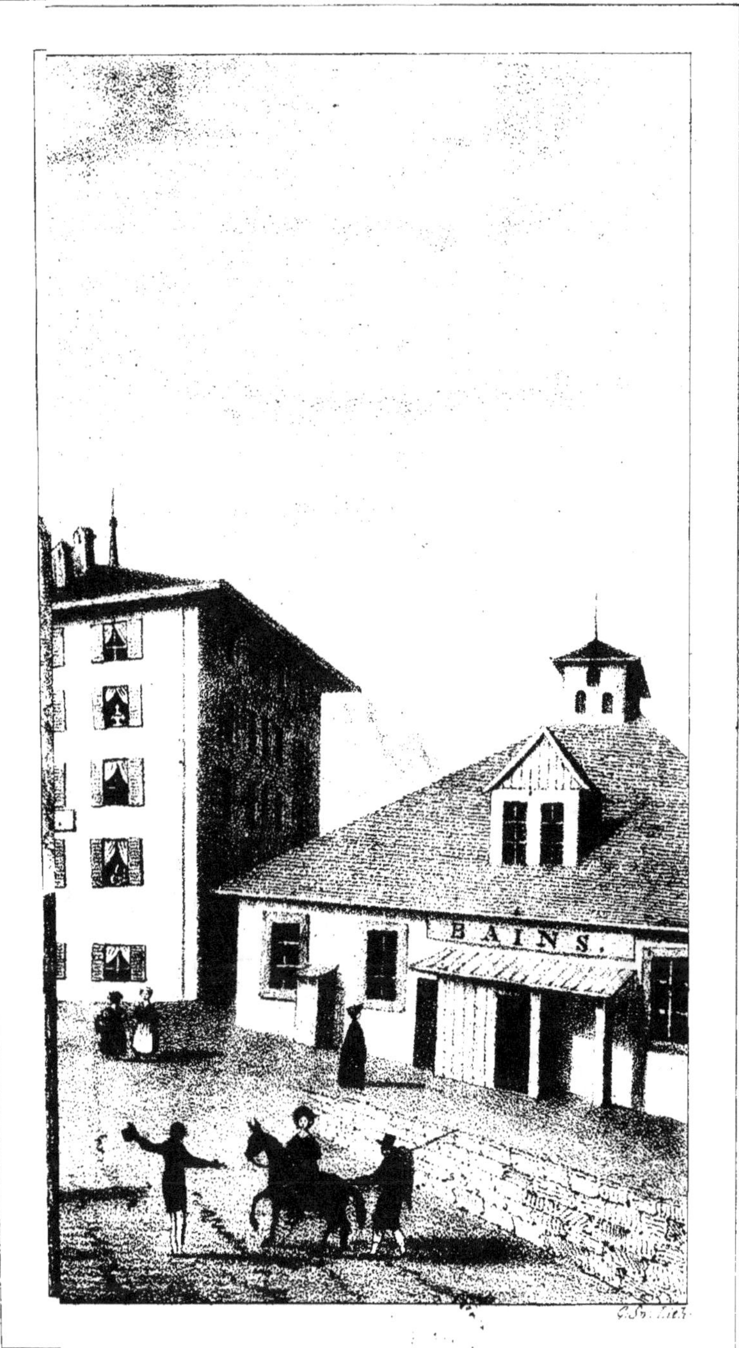

ANCE

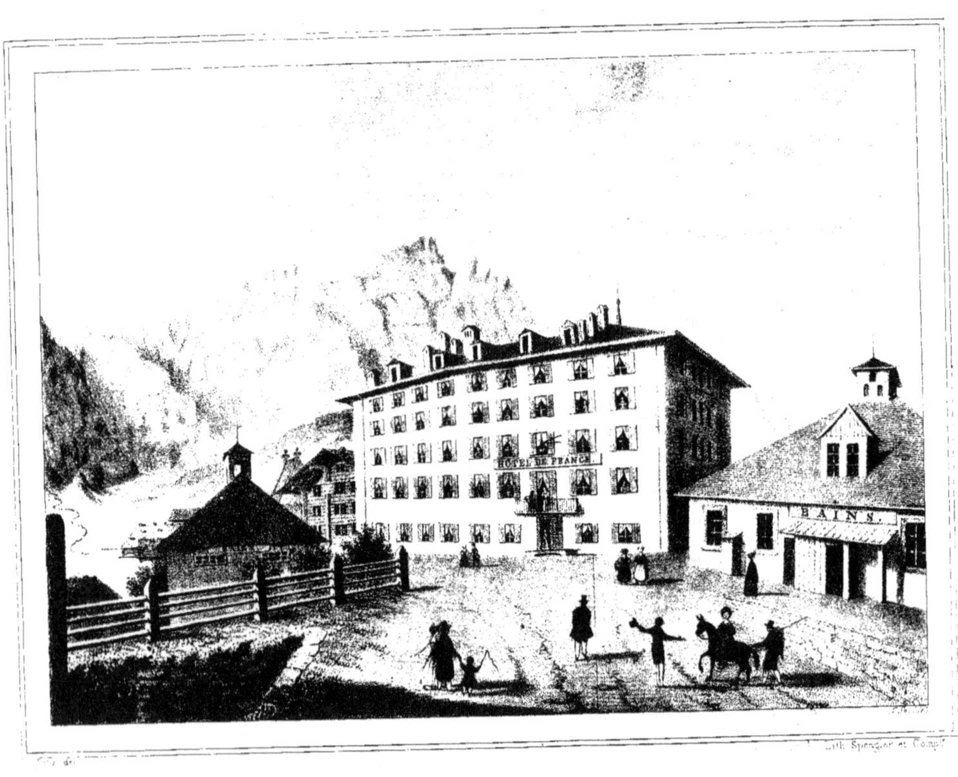

HÔTEL DE FRANCE

HOTELS.

—

Depuis la catastrophe de 1719 qui, comme nous l'avons dit plus haut, détruisit à peu près le village entier et tous les établissemens considérables qui s'y trouvaient, il n'exista jusqu'à 1800, à Loëche-les-Bains, qu'une seule auberge un peu marquante, sous le nom de *Maison blanche*. Aussi réunissait-elle seule tous les baigneurs de la haute société, quoique bien moins spacieuse qu'elle ne l'est aujourd'hui. Depuis cette époque les habitans de Loëche-les-Bains commencèrent eux-mêmes à élever quelques maisons commodes ; d'autres Valaisans suivirent cet exemple, de sorte que, dans les vingt dernières années, plusieurs hôtels furent construits à neuf.

En 1800, on aurait à peine pu recevoir convenablement, à Loëche, 40 à 50 personnes de distinction, tandis qu'aujourd'hui 400 à 500 peuvent y être reçues très-confortablement et trouver toutes les commodités que l'on peut raisonnablement exiger dans une localité si reculée. Rien n'a été négligé pour leur procurer tout ce qui est nécessaire pendant leur cure.

Les hôtels sont nombreux à Loëche-les-Bains. On en a construit plusieurs nouveaux depuis quelques années. Ceux qui existaient déjà ont été agrandis ou restaurés et l'on projette encore de nouvelles constructions. De sorte que, sous ce rapport, Loëche ne laisse rien à désirer. La nouvelle route qui sera bientôt achevée, la construction d'un bain neuf qui réunira, sans doute, toutes les commodités nécessaires, le passage du Gemmi toujours plus fréquenté, la fureur des voyages qui paraît augmenter d'année en année; tout présage à cette localité, dont la position est si remarquable, sans parler de ses précieuses sources, un avenir plus prospère et un développement plus considérable. C'est ce qui explique les efforts soutenus de quelques propriétaires qui se sont appliqués, surtout dans les derniers temps, à mettre leurs hôtels sur un pied capable de rivaliser avec les meilleurs établissemens de ce genre, en Suisse. Rien n'a été épargné dans les hôtels, si éloignés des principales ressources, pour rendre le séjour de Loëche-les-Bains aussi agréable que possible aux voyageurs, aux curieux qui parcourent les Alpes et aux malades qui viennent y prendre les eaux.

Nous désignons ici, en peu de mots, les hôtels principaux qui existent à Loëche, sans parler de plusieurs pensions particulières plus spécialement fréquentées par la classe inférieure de la société.

L'*Hôtel de France*, construit depuis peu d'années seulement, est parfaitement tenu par Mme. Bruttin qui en est propriétaire. Ce bel établissement contient cinquante chambres à lit, salons, vastes salles à manger. Sa position est très-avantageuse pour les baigneurs; car il est situé au centre et dans la proximité de tous les principaux établissemens de bains. Au midi le *bain neuf*, au levant *le bain vieux*, au couchant le *bain zurichois*. Aussi l'hôtel de France est-il le rendez-vous le plus fréquenté de la haute société, surtout française, qui s'y rencontre fort nombreuse chaque année.

L'*Hôtel de la Maison blanche*, tenu par MM. Inalbon. Cet établissement a été considérablement restauré, dans ces dernières années, par les propriétaires qui continuent d'y opérer de nouveaux agrandissemens. Cet hôtel à l'avantage d'être situé sur la place et dans la proximité des bains. Les hôtes distingués et nombreux qui le fréquentent chaque année, pendant la saison des eaux, témoignent d'une manière éclatante de sa tenue parfaite et remplie d'obligeance.

L'*Hôtel des frères Brunner* est fort fréquenté pendant la saison des eaux. Il y a souvent pendant ce temps-là plus de 80 personnes à sa table d'hôte. Le plus grand ordre, l'exactitude la plus ponctuelle, règnent dans tout ce qui concerne le service de cette maison qui se fait avec la meilleure grâce du monde. Les MM. Brunner viennent d'agrandir encore leur établissement, afin de recevoir avec plus de commodité les nombreux baigneurs qui fréquent chaque année leur excellente pension.

L'ancien *Hôtel de Bellevue*, tenu jusqu'ici par MM. Villa, vient de prendre le nom d'*Hôtel de l'Union* et sera dirigé, à l'avenir, par M. Alexis Brunner, neveu. L'activité et l'intelligence de ce jeune homme sont un sûr garant de la bonne tenue de cette maison vaste et commode située dans la proximité du *bain neuf*.

Le nouvel *Hôtel de Bellevue* dont MM. Villa sont propriétaires. La construction vient d'en être achevée. Il sera ouvert cet année aux étrangers. Ce bel édifice, que son architecture gracieuse fait remarquer de loin, est situé à l'entrée de la promenade; il jouit d'une belle vue sur toute la vallée et a le précieux avantage d'être presque contigu au *bain Werra* dont il n'est éloigné que de quelques pas.

L'*Hôtel Loretan* et lesmaisons qui en dépendent sont distribués de manière à recevoir de 35 à 40 personnes. Cette pension se recommande par l'ordre, l'exactitude et la parfaite obligeance du propriétaire. M. Loretan, étant en même temps inspecteur des bains, les étrangers ont l'avantage de trouver chez lui tous les renseignemens nécessaires sur l'administration des bains, la police locale et les réglemens divers établis pour les baigneurs.

L'*Hôtel des Alpes* vient d'être construit à neuf par M. Beeguer, père, de Sion, qui en est propriétaire. Ce vaste et magnifique établissement, joint à sa belle situation, d'où l'on jouit d'une vue superbe sur toute la vallée et la chaine du Gemmi , l'avantage d'avoir son bain contigu où l'on peut se rendre sans s'exposer aux influences de l'atmosphère les jours de mauvais temps.

L'*Hôtel des Alpes* contient au moins cent chambres à coucher, dont cinquante peuvent être chauffées; avantage précieux à Loëche, où les jours froids et pluvieux sont assez fréquens pendant la saisons des eaux. Le zèle et l'activité que déploie le propriétaire pour satisfaire les personnes qui fréquentent son bel établissement, les avantages nombreux que présente le bain, sont des titres qui le recommandent tout spécialement à la confiance des voyageurs et des malades.

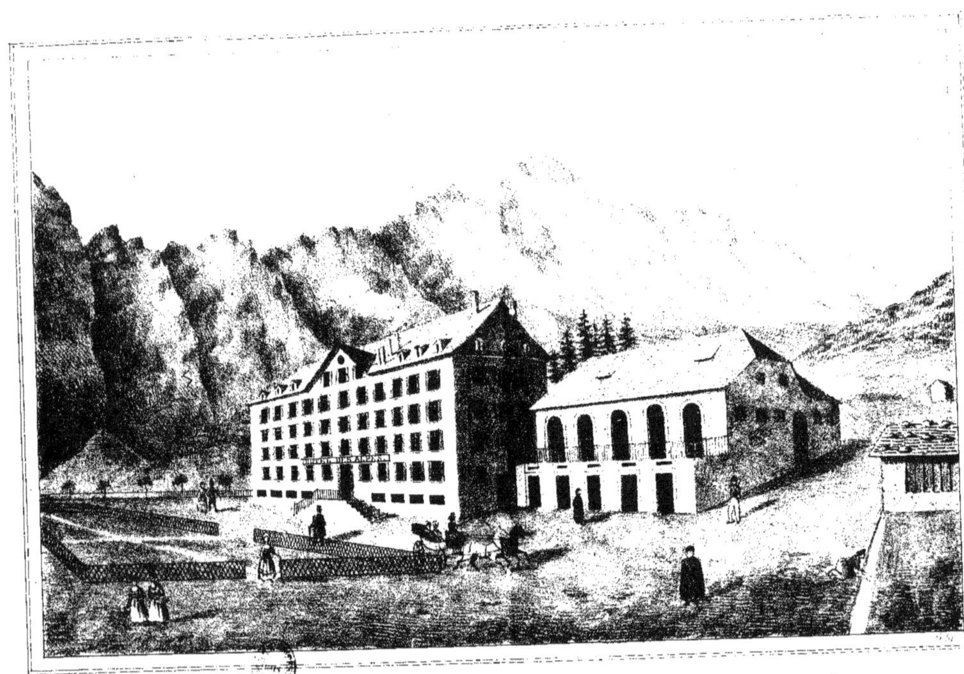

HÔTEL DES ALPES
AUX BAINS DE LOËCHE CANTON DU VALAIS
M. BRUNNER Propriétaire.

ENVIRONS DE LOËCHE–LES–BAINS.

—

PROMENADES.

Le Torrenthorn. Parmi les nombreuses promenades, les excursions intéressantes que les baigneurs et les étrangers, en passage, peuvent entreprendre pendant leur séjour aux eaux de Loëche, il faut placer en première ligne l'ascension du Torrenthorn. Il est impossible de se faire une idée du spectacle imposant et grandiose qui attend le touriste sur cette sommité. Tout ce que nous pourrons dire ici ne sera qu'une peinture bien imparfaite de ce vaste coup d'œil et ne peut donner qu'une idée bien faible de ce qu'éprouve, en réalité, celui qui, par une belle journée du mois de juillet, se trouve pour la première fois sur cette pointe d'où l'on jouit d'une des plus magnifiques vues de la Suisse.

Le Torrenthorn peut, sans exagération, être mis en parallèle et rivaliser avec le Righi et tant d'autres points de vue si vantés par les voyageurs pour leur beauté et leur étendue. Le panorama que nous joignons ici contribuera à donner une idée plus juste de l'immense horizon qui se présente de cette sommité. Aussi est-ce un jour solennel que celui qui est fixé pour l'excursion au Torrenthorn.

Lorsque l'ascension du Torrenthorn est décidée, ce qui a lieu la veille, vingt amateurs, montés sur leurs mulets, et autant de guides, dont quelques-uns portent les vivres de la journée, défilent, dans la matinée, sur la place du village. Quelques-uns, plus courageux, armés de longs bâtons, veulent faire à pied cette course fatigante. Ils s'engagent un à un dans le chemin étroit et tortueux de la montagne. On aperçoit le long cortége se dérouler lentement dans les clairières de la forêt de sapins qui domine Loëche-les-Bains du côté du sud-est. En la traversant, le botaniste trouvera sur son passage *Viola sylvestris Lam.*, *Lychnis sylvestris Hoppe*, *Trifolium rubens L.*, *Carex Mielichhoferi Schk.* Des cris répétés retentissent dans le bois et à mesure que la caravane s'avance et s'élève on les entend peu à peu se perdre et mourir dans le lointain.

Les promeneurs arrivent au pied du roc à pic dans lequel se trouve le curieux passage, connu sous le nom de *Pas du loup*.

Il est probable qu'anciennement ces animaux descendaient par ce passage pour venir exercer leurs ravages dans la vallée ; ou peut-être le *Pas du loup* était-il une des rares issues par lesquelles ces hôtes dangereux, traqués par l'ardeur infatigable des habitans de Loëche-les-Bains, pouvaient échapper à une mort certaine. Les nombreuses dépouilles, suspendues sur le devant de la maison communale, attestent encore aujourd'hui que la contrée était infectée par la présence de ces bêtes féroces et témoignent de l'adresse des courageux paysans. Tant est-il que la vallée en est complétement débarrassée. Depuis de nombreuses années on n'en observe plus de traces, même pendant les hivers de la plus grande rigueur.

En gravissant le *Pas du loup*, on trouve sur les rochers *Arabis alpina L.*, *Draba aizoides Saut.*, *Helianthemum grandiflorum DC.*, *Silene acaulis L.*, *Saxifraga androsacea*

*et controversa Sternb., Lonicera nigra et alpigena L., Rho-
dodendron ferrugineum L., Hedysarum obscurum, Ribes alpinum L., Aquilegia alpina, Thalictrum pubescens et fœtidum
DC., Pyrola secunda, Pinguicula alpina,* etc.

Après avoir franchi le *Pas du loup,* à une lieue environ du
village, le promeneur se trouve tout-à-coup dans les hautes
Alpes. Ici se présentent à lui *Gentiana lutea DC., Veratrum
album, Ranunculus platanifolius L.* Il oublie le cercle étroit
où il était renfermé, à Loëche-les-Bains, à la vue du vaste
horizon qui se déroule à ses regards. Après avoir traversé
la forêt, au sortir de laquelle croissent *Salix hastata, myr-
sinites, retusa et reticulata, Helianthemum œlandicum Koch.,
Lychnis alpina L., Geum montanum, Arnica montana, Veronica saxatilis et bellidioides, Pedicularis verticillata, Androsace Chamœjasme, Polygonum viviparum L.*

On suit en se dirigeant au levant, le gazon de la montagne de Torrent et, dans un espace d'une lieue et demie
encore, on peut continuer la course à mulet. Sur sa route, le
botaniste trouvera, en remontant le versant, *Potentilla sa-
lisburgensis Hœnck, Gentiana bavarica, Thesium alpinum,
Androsace obtusifolia, Ranunculus pyrenæus, Anemone ver-
nalis et baldensis, Juncus trifidus, Luzula lutea DC., Carex
fœtida et juncifolia All., Oxytropis montana DC., Gaya
simplex Gaud., Salix herbacea et serpyllifolia, Lloidya serotina
R., Elina spicata Schrad.* Les vues les plus variées se déploient à chaque instant aux yeux du voyageur. A gauche la
chaîne majestueuse du Gemmi, ses accidens sans nombre et son
passage fameux, dont il distingue de temps à autre quelques
contours ; devant lui le glacier de la Dala, resplendissant des
feux du soleil dardant d'aplomb sur ses parois d'argent ; à
droite, dans le lointain, les vastes chaînes des Alpes qui
séparent le Valais du Piémont ; derrière lui, la grande vallée
du Rhône, coupée de ses innombrables vallées latérales, le
cours du fleuve jusqu'à Martigny et ses débordemens rava-

geant au loin la plaine. Vers les parties les plus élevées de la montagne, l'on ne trouve plus qu'un terrain graveleux où croissent encore *Linaria alpina*, *Pedicularis rostrata*, *Lepidium alpinum*, *Silene quadrifida*, *Alsine verna Bartl.*, *Cerastium latifolium*, *Alchemilla pentaphyllea*, *Saxifraga oppositifolia et biflora*.

Mais n'anticipons pas ; montons encore. Nous voici à l'endroit où les mulets s'arrêtent ; le danger ne leur permet pas d'aller plus loin. Ici tout le monde met pied à terre. Trois quarts de lieue nous séparent encore de la sommité du Torrenthorn. Les guides, excepté ceux qui sont chargés des provisions, regagnent rapidement le bas de la montagne où ils attendent le retour des voyageurs. Alors toute la caravane aborde courageusement à pied les versans rapides et pierreux du rocher et en quelques instans elle atteint le point culminant. C'est sur ce dernier trajet que l'on trouve encore, *Artemisia spicata*, *Gentiana bavarica imbricata Gaud.*, et *glacialis L.*, *Androsace pennina et helvetica Gaud.*, *Campanula cenisia*, *Ranunculus glacialis*, *Arabis cœrulea Wulf.*, *Saxifraga stellata.* Le point le plus élevé est marqué par une espèce de pyramide en pierres, construite pour servir de direction aux ingénieurs suisses qui ont travaillé, dans ces derniers temps, à la triangulation de ces vastes montagnes.

Nous sommes à une élevation de plus de 9000 pieds au-dessus de la mer. Ici tout est nu et désolé. Aucune trace de végétation ne recouvre le sol, formé seulement des débris concassés de la roche. Le voyageur fatigué est forcé, pour prendre un instant de repos, de s'asseoir sur la pierre. L'air est froid, vif, pénétrant. La poitrine semble respirer un autre élément. L'homme se sent léger, aérien ; une force inconnue le soulève et semble vouloir le précipiter au fond de l'abîme, quand il s'approche de ses bords. Puis, dominant de l'œil cet immense horizon, quelque chose d'indicible agite son âme en présence de cette grandiose et poétique nature.

Il sent qu'il n'est pas là dans sa sphère et que le spectacle sublime exposé à ses yeux ne doit être admiré qu'un instant. Rien ne vit en ces lieux. Point de bois, point de plantes, point d'oiseaux, point d'insectes ; rien que la roche nue et brisée par les combats et le choc des élémens.

Remis un instant de sa première fatigue et revenu de son étonnement, il veut contempler une à une les merveilles qui l'environnent. Mais son esprit s'y perd et sa mémoire le confond. Autour de lui c'est une forêt de pointes, de pics se perdant dans les nues ; sous ses pieds des glaciers, des vallées, des torrens, des précipices, des abîmes, des côteaux coupés en tous sens, semés de villages, de hameaux, de clochers, de champs en moisson, de vastes prairies, couronnées de forêts.

Essayons de nommer quelques-unes de ces masses gigantesques dont les sommités majestueuses se perdent dans les cieux.

Là, au couchant, c'est le Buet, la Dent du midi, le Moévran, les Diablerets, l'Oldenhorn, le Sanetsch, le Wildhorn, le Ravyll ; plus près le glacier de Lammern qui alimente le Daubensée ; puis la chaîne qui ferme au nord le vallon des Bains, le Plattenhorn, le Rinderhorn, le Balmhorn. Au levant, la vallée de Lœtschen et le vaste glacier qui la termine, le Bietschorn, l'Aletschhorn ; dans le lointain la Jungfrau, le Schreckhorn ; un peu à droite, la chaîne du Simplon, le Monte-Leone, le Fleschhorn, le Mont-Moro, le Dome encore peu connu, puis le majestueux Mont-Rose ; le Weisshorn, les vallées de Saas et de St-Nicolas, le Cervins, la Dent Blanche. Ici, les vallées de Tourtemagne, d'Anniviers et d'Hérens, au fond de cette dernière la Pointe du grand glacier, ensuite celle de Bagnes, le Combin, le Vélan et toute la grande vallée du Rhône de Sierre à Martigny, le col de Balme, enfin le Mont-Géant, le Mont-Blanc, les aiguilles vertes et mille autres pointes moins élevées dont les noms sont restés dans l'obscurité à côté de ces géants des Alpes.

Le voyageur ne peut se lasser d'admirer ce panorama sublime, ces accidens prodigieux, ces désordres et ces bouleversemens de la nature dans toute leur nudité et toute leur grandeur primitive. Semblable à une statue mobile et muette, placée au sommet du Torrenthorn, sa longue vue fixée à l'œil, il tourne et retourne sans cesse vers tous les points de l'horizon qu'il contemple et toujours un nouveau rocher, un nouveau glacier, une vallée nouvelle, un village, un hameau, un torrent se détachent, pour frapper ses regards étonnés, de cet ensemble majestueux et incomparable, et le spectateur extasié s'écrie avec le poëte :

Der Gothard ist nur ein Punkt in dieser Riesenschrift.

Le Gothard n'est qu'un point dans cette écriture de géants.

Si le Torrenthorn est admirable par le point de vue unique et ravissant qu'il présente, si ses environs sont si fréquentés des botanistes, à cause des richesses qu'ils peuvent y recueillir, il n'est pas moins intéressant pour le géologue ; car dans toute la chaîne des Alpes on trouvera difficilement un point où les faits géologiques se présentent sur une plus vaste échelle, avec plus d'ensemble et de variété.

En effet, les bélemnites, dépôts marins, que l'on retrouve en quantité considérable, dans les calcaires mis à nu sur la pente méridionale de ce gigantesque dome de grès quarzeux, nous rappellent que ce pic, qui élève aujourd'hui dans les nues sa cîme orgueilleuse, était autrefois plongé dans les profondeurs immenses d'une vaste mer. Son élévation actuelle, la vue des pics innombrables qui bordent de toutes parts ce vaste horizon, les vallées profondes qui déchirent la chaîne des Alpes dans toutes les directions, les rochers abruptes, montrent à l'observateur la succession, le redressement et le contournement des couches diverses dont l'écorce minérale de notre globe est formée, enfin les sources chaudes qui jaillissent de ces fissures profondes ; tout en ce lieu nous raconte l'histoire des grandes révolutions qui, à différentes époques, ont bouleversé la surface du globe et dont les effets prodigieux effraient l'imagination la plus hardie. On ne peut cependant les révoquer en doute, inscrits qu'ils sont par le doigt de Dieu sur ces monumens gigantesques.

Au sommet du Torrenthorn, tout nous dit comment l'énorme masse liquéfiée et incandescente qui forme l'intérieur du globe, oscillant sous sa mince écorce, l'a bosselée, et poussé ce continent hors des mers. La surface de ce continent, jouissant alors d'une température beaucoup plus élevée qu'aujourd'hui, s'est couverte de végétaux qu'on ne retrouve plus de nos jours qu'entre les tropiques, mais dont l'existence passée dans nos contrées est attestée par les dépôts de houille et les belles empreintes conservées dans les schistes. Nos montagnes, toujours soumises à la même puissance d'action qui les avait fait sortir du sein des eaux, furent portées à cette grande élévation. Elles subirent alors un refroidissement auquel les énormes glaciers, qui recouvrent actuellement leurs cîmes et qui, selon plusieurs géologues modernes, remplissaient autrefois toutes nos vallées, durent leur formation. Tout nous montre comment le Valais reçut son relief actuel.

C'est encore dans les environs du Torrenthorn qu'on peut étudier et poursuivre jusque dans les détails les plus minutieux les effets de la puissante action exercée par l'apparition des roches cristallines sur les dépôts de sédiment qu'elles ont disloqués, soulevés, déchirés et dont elles ont modifié la masse de tant de manières.

Il est vrai que le granite ne paraît à jour qu'à une certaine distance, c'est-à-dire, entre le Lœtsch et le Tschingelgletscher ; mais les gneiss qui lui sont superposés et dont est formée la chaîne si élevée du Nesthorn et du Bietschhorn , s'avancent jusque dans le voisinage du Torrenthorn et forment une enclave dans les calcaires dont la masse imposante s'étend de là jusqu'à St-Maurice et forme la chaîne de montagnes qui sépare le centre et la partie inférieure du Valais des cantons de Berne et de Vaud.

La vaste fissure de la masse calcaire, vallée de déchirement bien caractérisée, au milieu de laquelle est située le village de Loëche-les-Bains, doit être attribuée au soulèvement produit par l'apparition de ces roches cristallines. C'est à ce phénomène qu'est due la formation de la paroi, si profondément déchirée de fissures et d'éboulemens, qui, du fond du vallon, s'élève presque verticalement jusqu'aux plus hautes pointes du Gemmi, du Rinderhorn et du Balmhorn, présentant la moitié d'un grand cirque dont le centre est occupé par la masse feldspathique, autour de laquelle les couches de ce cirque se trouvent relevées.

Cette disposition des couches de cette paroi calcaire est très-facile à reconnaître ; à Loëche-le-Bourg, elles plongent vers le midi ; plus haut dans la vallée elles penchent, vers le couchant, au Gemmi et de là jusque dans le voisinage du glacier de la Dala leur inclinaison est vers le nord-ouest.

La paroi opposée, qui forme le côté gauche de la vallée de Loëche, a la même origine. Lorsque la fissure dont nous venons de parler s'établit, la partie de la roche calcaire qui entourait immédiatement la masse feldspathique, soulevée par celle-ci, n'en fut point détachée, et forme autour d'elle un second cirque intérieur et concentrique dont les couches sont pareillement relevées vers l'axe commun.

Arrêtons nos regards encore un instant sur le fond de cette vallée dont les bouleversemens sont si riches en enseignemens. Ces forêts sombres, ces gras pâturages, cette masse de tuf sur laquelle repose le village des Bains et dans l'intérieur de laquelle on découvre, à plusieurs toises de profondeur, non-seulement des coquillages d'eau douce, des troncs d'arbres, mais encore des tombeaux remplis d'ossemens humains, des lampes et d'autres objets funèbres, ne sont point le fond réel de l'abime ouvert par l'écartement des deux parois que nous venons d'examiner. La fissure, quoique comblée, pénètre encore à plusieurs mille mètres de profondeur et établit la communication entre la surface et les feux intérieurs du globe. C'est à ces fissures que la vallée de Loëche doit sa célébrité. Elles ouvrent aux eaux, qui se précipitent des glaciers, un passage assez grand pour que des torrens entiers puissent pénétrer dans les foyers souterrains, y être portés à l'ébullition, et obéissant à la force qui les repousse en haut, remonter et reparaître à la surface, conservant une chaleur de 50°, chargés des substances précieuses empruntées aux différentes couches minérales dont ils opèrent la décomposition dans leur passage.

Revenons aux environs du Torrenthorn, où la nature, en nous laissant toucher à la fois le dépôt sédimentaire et le noyau cristallin sous-jacent, nous permet d'étudier l'action des roches de nature ignée sur les produits formés par sédiment.

Le gneiss, formé de mica talqueux intimément lié au feldspath, est intercallé entre le granite, auquel il est superposé, et la roche calcaire, dont la partie mise en contact avec le gneiss est dolomisée.

A la dolomie succède, en remontant toujours la série des couches superposées, un calcaire noir et granuleux, puis, le grès quarzeux, le schiste argileux noir et luisant, des calcaires noirs, enfin des schistes calcaires traversés par des veines de quarz.

Nous pourrions nous étendre davantage sur cette intéressante matière, si cela ne nous entraînait trop loin de notre sujet. On dirait que le Torrenthorn a été placé là pour faciliter cette importante étude. Ceux qui désirent examiner à fond ces immenses bouleversemens de terrain, trouveront de précieux détails et consulteront avec avantage l'excellent ouvrage de M. le professeur Studer (*).

Enfin, après plusieurs heures rapidement écoulées dans l'admiration, le soleil, qui commence à baisser vers l'horizon, avertit les promeneurs qu'il est temps de se remettre en marche pour regagner avant la nuit Loëche-les-Bains. Toute la caravane reprend le même chemin qu'elle a suivi en montant et la descente de la montagne s'opère assez rapidement.

Mais avant d'entreprendre cette longue et fatigante excursion, il faut s'assurer que la course sera favorisée par une belle journée et que le mauvais temps ne viendra pas troubler le plaisir. Rien de plus intéressant que l'ascension du Torrenthorn pendant un beau jour; mais aussi rien de plus ennuyeux, de plus désagréable et de plus dangereux même que cette promenade, entreprise par un jour de nuages et de pluie, qui surprend si souvent dans ces hautes régions. Au lieu de jouir de la vue magnifique dont nous venons de parler, le touriste, perdu dans l'épaisseur d'un brouillard humide, découvre à peine son compagnon à dix pas devant lui. S'il n'a pas un guide expérimenté, il peut errer des heures entières sur la montagne sans direction et ne retirer de sa course qu'un ennui et une fatigue extrême.

Le Gukerhubel. Après l'ascension du Torrenthorn, l'excursion la plus intéressante que l'on puisse entreprendre dans les environs de Loëche-les-Bains, est celle du Gukerhubel, mamelon situé à une élévation de 7578 pieds au-dessus de la mer et formant le point le plus élevé de la montagne de Chermignon.

(*) *Geologie der westlichen Schweizer-Alpen.*

Jusqu'au-dessus du *Pas du loup*, le chemin est le même que pour aller au Torrenthorn ; mais lorsqu'on est parvenu à cet endroit, au lieu de tourner à gauche pour gagner les sommités de la montagne de Torrent, l'on continue à marcher dans la direction du sud-est, en traversant ainsi dans toute leur longueur les pâturages de la montagne de Chermignon, sur lesquels le botaniste peut cueillir *Viola calcarata*, *Polygala alpestris*, *Geranium aconitifolium* l'*Hérit.*, *Trifolium alpinum et badium Schreb.*, *Epilobium alpinum*, *Ornithogalum fistulosum*, *Schœnus nigricans*, *Carex ferruginea et curvula All.*, *Luzula spicata DC.* Dans une heure et demie, après avoir franchi le *Pas du loup*, l'on atteint la sommité du Gukerhubel, qui n'est autre chose que l'extrémité méridionale d'une crête courant presque horizontalement du sud au nord pour venir se perdre dans la petite chaîne de rochers au sommet de laquelle se trouve le Torrenthorn.

La vue dont on jouit sur la cime du Gukerhubel est véritablement magnifique et imposante. Elle rappelle en grande partie celle du Torrenthorn, puisque l'œil peut se promener sur la plupart des objets vus de cette dernière sommité. Cependant le Gukerhubel étant beaucoup moins élevé, la vue est aussi moins étendue. On ne peut découvrir plusieurs pointes de la chaîne des Alpes bernoises, en particulier la Jungfrau. Sur les gazons qui recouvrent la sommité du Gukerhubel croissent *Ranunculus parnassifolius*, *Cardamine alpina et resedifolia Willd.*, *Oxytropis campestris DC.*, *Phaca astragalina DC.*, *Sempervivum montanum*, *Arnica scorpioides*, *Hieracium alpinum Monn.*, *Primula villosa Jacq.*, *Androsace vitaliana*, *Campanula thyrsoidea*, *Phyteuma hemisphæricum*, etc.

Jusque dans ces derniers temps, où le Torrenthorn commença à être connu, la promenade au Gukerhubel était la plus fréquentée des baigneurs et des passagers ; mais aujourd'hui l'ascension du Torrenthorn, quoique plus longue et plus fatigante, est préférée par presque tous les amateurs, à raison de l'étendue beaucoup plus considérable et de la beauté unique du coup d'œil qui se présente de cette sommité.

Le Gukerhubel n'en reste pas moins un point de vue fort remarquable que les voyageurs ne doivent pas manquer de visiter ; ceux surtout que pourraient effrayer la grande distance et la pénible ascension du Torrenthorn.

Echelles d'Albinen. Nul ne quitte Loëche-les-Bains sans avoir fait au moins une excursion aux Echelles d'Albinen, à une demi-lieue du village. Cet endroit remarquable, par sa situation et son passage, unique en son genre, est véritablement digne de la visite du voyageur. Lorsqu'on est parvenu à l'extrémité méridionale de la grande promenade, l'on s'engage dans un chemin commode, construit à neuf l'année dernière, grâces à la munificence d'un riche étranger qui l'a fait ouvrir à ses frais et dont les habitans de Loëche les-Bains conserveront un précieux souvenir (*). Ce chemin parcourt, à peu près horizontalement et dans toute sa longueur, la forêt de sapins qui recouvre le versant de la rive gauche de la Dala, jusqu'aux Echelles.

Jusqu'à cette année, un sentier tortueux et irrégulier, traversant les bois et les débris rocailleux dont ils sont sillonnés, conduisait aux Echelles. Aussi les difficultés du chemin ont-elles rebuté ou même effrayé beaucoup de personnes qui préféraient ne pas voir ce curieux passage que de faire une chûte ou de s'égarer dans la forêt.

A cent pas environ, avant d'arriver aux Echelles, une gorge étroite et profonde, à parois perpendiculaires, entrouvre les flancs du rocher jusqu'à sa base. Son aspect sombre et lugubre ajoute encore à la mélancolie qu'inspirent ces lieux.

(*) M. Kœchlin, de Mulhouse.

Puis, tout à coup on se trouve, presque sans y penser, au pied d'un roc à pic, entrecoupé, à des distances inégales, de quelques sinuosités et de proéminences qui servent de point d'appui à huit échelles en bois superposées et fixées au moyen de simples crochets en bois enfoncés dans les fissures du rocher.

C'est par ce dangereux passage que les habitans d'Albinen et des environs, qui ont les uns avec les autres des relations journalières, montent et descendent, le jour comme la nuit, et le plus souvent chargés de lourds fardeaux, avec la même assurance que s'ils marchaient sur un chemin commode. La grande habitude que ces robustes campagnards ont contractée de traverser les Echelles, en toute saison et à toute heure, fait qu'ils ne pensent nullement au danger auquel ils sont exposés. Il faut dire que les accidens sont en réalité fort rares et ne sont aucunement en rapport avec la difficulté que présente le passage de ces rochers.

Tout ce qu'on lit dans les auteurs et dans les manuels des voyageurs ne peut rendre l'émotion qui saisit celui qui, seul et pour la première fois, se hasarde à franchir les Echelles. Le rocher surplombe ; ce n'est que de fissure en fissure que, suspendu en l'air, il parvient à gagner la sommité. La vue de l'abîme, la chaîne triste et désolée qui domine la rive opposée, le bruit de la Dala, qui mugit au fond du vallon solitaire et se brise écumante contre la base des rochers qu'on a sous les pieds, tout contribue à saisir l'âme. Un frisson involontaire parcourt tous les membres, au moment même où l'on admire en ces lieux le courage de l'homme luttant avec les désordres de la nature. Au bas des Echelles rampe dans la mousse, *Asarum europœum L.* Les avalanches ou les eaux y ont apporté les semences de plusieurs plantes des hautes Alpes, car on y trouve avec plaisir *Gentiana nivalis L.*, *Carex atrata et capillaris L.* Sur les saillies des rochers on remarque *Dryas octope-*

tala L. , Ononis rotundifolia L. , Centaurea montana , Thalictrum aquilegifolium.

FEUILLERET. Peu de baigneurs quittent les eaux de Loëche sans avoir été à Feuilleret, charmante petite promenade, facile et peu fatigante, que chacun peut entreprendre sans le désavantage de manquer le bain du soir, lorsqu'il est ordonné. On peut faire le tour en moins de quelques heures. Après avoir traversé les prairies situées au sud-est du village, on gravit insensiblement, par un sentier tortueux, la forêt de sapins qui les domine. Dans une heure environ on arrive sur un riant plateau de verdure où il existe quelques chalets, habités pendant toute la saison des eaux. Dans les prairies qui les environnent et les pâturages un peu plus éloignés, on remarque *Veronica Teucrium*, *Gentiana asclepiadea*, *Luzula campestris DC.*, *Trifolium montanum*, *cœspitosum*, *Rosa tomentosa*, *Primula elatior Jacq.*, *Azalea procumbens*, *Anemone narcissiflora*, *Gentiana acaulis*, *Achillea atrata*.

Les promeneurs, qui ont presque toujours l'habitude d'emporter avec eux quelques provisions, y trouvent encore du lait, de la crême, etc. La descente se fait ordinairement par le même chemin que la montée; mais en faisant un léger détour, l'on peut suivre un sentier qui descend à la cascade et revenir par le chemin qui conduit à cet endroit.

LA CASCADE. Une course à la cascade est une riante promenade d'une lieue aller et venir. L'on sort du village, près du bain de l'hôtel des Alpes. Puis, en suivant le chemin qui conduit à l'ancienne *source des guérisons*, on remonte les prairies, dans lesquelles on peut cueillir *Crepis blattarioides Vill.*, *Picris hieracioides L.*, *Hieracium sabaudum*, *Gnaphalium luteo-album*, *Thymus panonicus*, *Orchis odoratissima*, *maculata et albida All.*, *ophrys monorchis*, *Campanula Trachelium*, *etc.* Un petit sentier traverse, en s'élevant insensiblement, les pâturages qui bordent la rive gauche de la rivière et dans dix minutes on se trouve vis-à-vis de la cascade qui se précipite, fumante, entre les deux parois de rochers qui forment l'étroit passage qu'elle s'est creusé. Parmi les arbustes qui croissent en face de la cascade, on trouve *Fragaria vesca L.*, *Vaccinium myrtillus*, *Calluna erica DC.*

Beaucoup de curieux, de baigneurs, de passagers vont voir la cascade et terminent là leur promenade ; mais bien peu pensent à continuer leur chemin pour atteindre le charmant paysage qui se trouve à quelques cents pas plus loin. Un magnifique tapis de verdure, accidenté de petits mamelons, couronnés de nombreux bouquets de sapins, étale toute sa fraîcheur et toute sa grâce. L'air le plus pur, une atmosphère douce et tranquille invitent à la rêverie. Rien ne trouble le silence de cette solitude que le bruit sourd de la cascade que l'on a sous les pieds et les secousses bruyantes du torrent mugissant dans son lit profond. C'est bien, à notre avis, un des plus jolis paysages des environs de Loëche-les-Bains. Un pont, consistant en quelques poutres seulement, jetées sur la rivière, conduit sur le bord opposé. Son lit est ici très-profond, mais si étroit qu'on pourrait d'un bond sauter d'une rive à l'autre.

C'est dans la proximité de ce pont, que l'on traverse pour revenir par la rive droite, que s'échappent, dans plusieurs endroits, par les fissures du rocher dont les couches régulièrement inclinées, penchent vers le nord-est, les nombreuses sources d'eau thermales dont il a été fait mention page 52.

Le Mayen. De la cascade, beaucoup de personnes poussent leur promenade jusqu'au Mayen, qui n'est éloigné que d'environ une lieue. On donne ce nom à quelques chalets, situés au milieu des pâturages qui s'élèvent sur la rive gauche de la Dala. Avant d'y arriver, le promeneur traverse toute la forêt de sapins qui s'étend de la cascade au Mayen ; il trouvera sur son chemin *Saxifraga cuneifolia et rotundifolia*, *Veronica officinalis et urticæfolia*, *Lycopodium anotinum*. La monotonie de ce trajet est un peu compensée par quelques vues intéressantes sur le bassin du vallon, le chemin et la chaîne du Gemmi et la montagne de Clavinen située sur la rive opposée. On y trouve, comme à Feuilleret, du lait, du beurre, de la crême, etc. Les personnes délicates peuvent faire cette course à mulets. Dans les pâturages qui environnent les chalets on remarque *Aconitum lycoctonum, Napellus¦ et paniculat. Lam.*, *Veronica aphylla*, *Tussilago alpina*, *Crepis grandiflora*, *Alchemilla alpina*.

Fluh et le glacier de la Dala. Une promenade pleine d'intérêt, mais un peu fatigante, est l'excursion au glacier de la Dala ou de Balm, situé à l'extrémité de la vallée à deux lieues environ du village. La plus grande partie du trajet peut se faire à mulet. En quittant le Mayen, l'on se dirige, en traversant les Alpes, vers les chalets de la montagne de Fluh, qui s'étend jusqu'au pied du glacier que l'on peut contempler dans toute son étendue. Dans les pâturages de la montagne de Fluh le botaniste pourra cueillir *Salix Laponum et fœtida*, *Saxifraga muscoides et moschata Wulf.*, *Thlaspi rotundifolium*, *Gypsophyla repens*, *Saxifraga biflora alba*, *Carex frigida All.. et Grypos Schk.*, *Chrysanthemum Halleri Sut.* Sur la rive septentrionale de la Dala on trouve *Viola cenisia*, *Phleum commutatum Gaud.*, *Leontodon montanum Lam.*, *Solidago virgaurea*, *Senecio Doronicum*. Ici tout contraste d'une manière frappante avec les sites agréables et rians des localités, peu éloignées de Loëche-les-Bains, que nous venons de parcourir. La nature reprend l'aspect austère et sauvage qu'elle revêt partout dans les hautes Alpes. Au nord les pointes majestueuses du Rinderhorn et du Balmhorn se perdent dans les nues; leurs flancs profondément déchirés présentent des fissures énormes, s'étendant de leur cime à leur base. Le vent froid du glacier s'engorge dans la vallée et soufle avec violence.

Pour retourner au village, le voyageur peut reprendre le même chemin et revenir par le Mayen. Mais il fera mieux de passer, près des chalets de la montagne de Fluh, sur la rive droite de la rivière. Il parcourra ainsi, dans toute leur longueur, les pâturages de la montagne de Clavinen où l'on rencontre *Geranium sylvaticum*, *Corydalis solida L.*, *Gentiana campestris*, *Betonica hirsuta*, *Biscutella lævigata*, *Dianthus carthusianorum*, *Malva moschata*, *Veronica fruticulosa*, *Anthericum Liliago*. Il jouira de plusieurs vues, au levant et au midi, qu'il n'aurait pu apercevoir en revenant par la rive gauche. Après un trajet de deux lieues, il se retrouvera sur le pont de la Dala, près de la *source des guérisons*.

En décrivant les routes qui conduisent à Loëche-les-Bains (voyez pag. 26), nous avons dit, relativement au passage du Gemmi que nous lui consacrerions un article particulier et que nous donnerions quelques détails historiques sur ce chemin remarquable.

L'époque où le chemin du Gemmi fut ouvert, comme celle de la découverte des sources thermales de la vallée, se perd dans l'obscurité des temps. S'il faut en croire quelques auteurs, il aurait été connu et fréquenté de temps immémorial, mais il le fut sûrement depuis que les deux vallées de Frutigen et de Loëche, auxquelles il sert de communication, commencèrent à être habitées et que les premiers colons qui vinrent se fixer dans ces régions élevées eurent établi des relations mutuelles entre eux.

Il est tout aussi difficile d'établir d'où lui vient son nom de *Gemmi*. Les uns supposent que c'est du latin *gemitus*, *gémissement*, à cause de son ascension pénible et difficile, du danger qu'elle présente, de l'émotion profonde qui saisit le voyageur au bord de ces affreux abîmes et lui arrache des soupirs involontaires (*). Les autres font dériver son nom des deux pointes qui le dominent. Elles sont d'une grande ressemblance et ordinairement couvertes de neige, ce qui aurait donné l'idée de *gemini, jumeaux*; d'où viendrait le mot *Gemmi* (**).

D'autres enfin ont eu recours à la configuration du chemin pour expliquer l'origine de cette dénomination et prétendent qu'elle dérive d'un mot celtique, signifiant courbure, contour, zig-zag (***).

L'ancien chemin qui traversait la chaîne du Gemmi pour aller dans la vallée de Frutigen ne se trouvait pas où il existe actuellement.

En sortant des prairies, situées au nord du village, le sentier se dirigeait du côté de la montagne de Clavinen, d'où il s'élevait insensiblement sur les flancs des rochers jusqu'à leurs sommités. L'on conçoit facilement que les premiers habitans de la vallée n'eurent pas la pensée ni la hardiesse d'ouvrir un chemin dans les parois verticales des rocs effrayans que traverse le chemin actuel et qu'ils cherchèrent dans les gorges des sommités un moyen plus simple de communiquer avec leurs voisins. Le passage, était en conséquence, plus élevé que celui d'aujourd'hui et allait aboutir dans les défilés qui dominent au midi, les environs du Schwarbach. Du temps de Collinus on voyait encore des traces de l'ancien chemin qui fut très-fréquenté, selon cet auteur (****).

(*) *Cum non nisi crebris et maximis gemitibus superetur nomen inditum Gemmi.* Collinus.

Quidam a gemitu Gemmium nominatum putant. Simler, p. 21. Voyez encore Stumpff, Munster, Scheukzer.

(**) Besson, *Discours sur l'histoire naturelle de la Suisse.*

(***) Bochat.

(****) *Transitus fuit frequens postquam vallis inhabitari cœpit. Non quidem per eundem locum qua jam iter est, sed paulo superius, cujus viæ vestigia adhuc pauca supersunt et videntur.* Collinus.

Mais aujourd'hui il est impossible de reconnaître et de préciser les points de la montagne par lesquels le passage s'effectuait. Il est encore à observer que les plus anciens auteurs qui aient écrit sur le passage du Gemmi jusqu'à Simler, ne font aucune mention du Daubensée, ce qui ferait supposer qu'on ne pouvait l'apercevoir en passant par l'ancien chemin. Cependant la description qu'en fait Munster (*) prouve qu'il existait déjà de son temps au même endroit que de nos jours, moins les corrections qu'il a subies plus tard.

A cette époque, un pont suspendu par des chaînes de fer se trouvait un peu au-dessus de la première galerie et conduisait du couchant de la gorge au levant d'où il revenait sur le côté opposé pour gagner le col au même endroit qu'aujourd'hui. Scheukzer, qui traversa le Gemmi le 15 août 1705, nous a laissé un dessin du chemin ou l'on voit très-exactement l'endroit où était suspendu le petit pont dont nous venons de parler. Il exista jusqu'à l'ouverture du chemin actuel qui eut lieu de 1736 à 1741, comme on le verra plus bas.

De nombreux documens démontrent d'une manière authentique, que le chemin du Gemmi fut toujours, au moins en partie, une propriété de la bourgeoisie de Loëche qui pourvoyait à son entretient et y percevait le péage (**)

En 1686, la bourgeoisie de Loëche céda à la commune des Bains, pour le terme de 25 ans, le chemin du Gemmi, et le droit de péage. La commune des Bains se chargeait, de son côté, de remettre fidélement à la dite bourgeoisie la moitié du revenu annuel et de maintenir le passage en

(*) *Ascendit iter rectà in altum in modum fere cochleæ, habens perpetuas ambages et flexuras parvas ad lævam et dextram ;* etc. pag. 347.

(**) M. de Rivaz.

bon état, afin qu'on pût commodément le traverser à pied
et à cheval, comme cela s'était pratiqué jusqu'alors. (*)

En 1711, la chûte des avalanches détruisit, dans plusieurs endroits, le chemin du Gemmi. Des trajets de murs
considérables furent emportés. Les députés de Loëche de-
mandèrent à la diète l'autorisation de doubler le péage, afin
de pouvoir subvenir aux dépenses qu'exigeaient les réparations, ce qui leur fut accordé.

Vingt cinq ans plus tard, les maisons Ballet et Matter, de
Loëche, formèrent en 1736 une société qui fit ouvrir à ses
frais le chemin actuel du Gemmi. On travailla pendant cinq
ans à l'ouverture de ce passage admirable qui ne fut terminé
qu'en 1741. La bourgeoisie de Loëche fit abandon aux sociétaires de son droit de péage pour quatre vingt ans, c'est-
à-dire qu'en 1824, époque à laquelle elle devait rentrer en
possession, d'après la convention.

Rien ne prouve, comme l'avancent quelques auteurs (**),
que le chemin du Gemmi ait été ouvert à frais communs par
les gouvernemens de Berne et du Valais. C'est une erreur
évidente. Le passage du Gemmi a été de temps immémorial,
comme encore aujourd'hui, une propriété particulière.

Après l'ouverture du chemin, tel qu'il existe actuellement,
les sociétaires firent construire, en 1743, la petite auberge
du Schwarbach qui subsista jusqu'en 1839, époque à
laquelle le propriétaire actuel, M. le grand châtelain, Fran-
çois Jullier de Varone, la fit restaurer et agrandir.

Comme promenade, dans les environs de Loëche-les-
Bains, l'ascension du Gemmi est un des plus intéressantes
que puissent entreprendre les personnes qui se rendent aux

(*) *Ita ut commode ascendi et descendi possit pedestre et eques-
tre, sicut hucusque usitatum fuit.* (Archives de Loëche).

(**) Voyez Bridel, pag. 126 et autres.

eaux et qui ne seraient pas dans le cas de le traverser soït en venant soit en quittant les Bains.

La maison Julier, de Varone, devint enfin seule propriétaire du chemin et du droit de péage du Gemmi en 1824, au moyen d'une somme payée à la bourgeoisie de Loëche qui lui abandonna ses droits à perpétuité, sous la seule réserve que ce passage ne deviendrait jamais la propriété d'un étranger et qu'en cas de vente par les acquéreurs, la bourgeoisie aurait la préférence du rachat, à égal prix.

En quittant le village de Loëche-les-Bains, le chemin du Gemmi se dirige au nord, d'abord à travers les prairies environnantes, puis en remontant les ravins considérables formés des débris des rochers et des graviers amoncelés par les eaux. Sur leurs bords s'élèvent quelques arbustes. Dans une heure on arrive au pied du rocher sans pouvoir deviner encore par où le chemin parviendra au-dessus de cette masse colossale, dont la hauteur semble augmenter à mesure qu'on s'en approche. Sur ce trajet, jusqu'au pied du Gemmi, le botaniste trouve sur son passage *Rhamnus pennilus, Saxifraga aizoides crocea Gaud., Athamantha cretensis, Valeriana montana, Chrysanthemum alpinum, Pyrola uniflora, Cynanchum vincitoxicum R. Br., Erinus alpinus, Orobanche epithymum DC., Teucrium montanum, Pinguicula vulgaris, Globularia cordifolia, Avena distichophylla, Aspidium fragile Sw.*

Le passant est à dix pas de la base de la paroi énorme qui ferme le vallon, et rien encore ne lui montre l'issue par laquelle il doit sortir de ce désert. Aucune expression ne peut peindre l'émotion du voyageur arrivé au pied du rocher. Un saisissement inexprimable s'empare de lui à la vue de la masse gigantesque qui surplombe et s'élève sur sa tête à la hauteur effrayante de 1600 pieds.

L'imagination s'épouvante de la hardiesse, de l'audace de l'homme, atôme ambulant, qui conçut la pensée de lutter contre de tels obstacles et de se frayer une route au-dessus des abîmes que la nature semblait lui avoir défendu de franchir jamais. On ne sait ce qu'il faut le plus admirer, ou les horreurs de ces lieux désolés, ou les difficultés incroyables que le génie de l'homme a dû vaincre dans la construction de ce passage fameux.

Anciennement le chemin a dû être encore beaucoup plus difficile qu'aujourd'hui. Tous les auteurs font mention du danger que présentait ce passage. Munster avoue ingénument avoir tremblé de tous ses membres en le traversant (*).

Le voyageur agité s'élance enfin dans le sentier étroit qui longe la base du rocher et s'approche de la gorge qui sépare, dans toute sa hauteur, la paroi du Gemmi. C'est d'abord sur les crêtes qui bordent cette profonde fissure que l'on s'élève insensiblement et que des contours nombreux conduisent à la grande galerie, à une élévation de 5800 pieds au-dessus de la mer (1450 pieds au-dessus du village de Loëche-les-Bains). On remarque encore aujourd'hui de l'autre côté de la gorge une espèce d'échelle, fixée à la paroi du rocher et aboutissant dans une cavité dont on ignore l'origine, mais que l'on croit avoir été destinée à abriter les gardes qui, dans les temps passés, où les guerres étaient presque continuelles et les irruptions par le Gemmi assez fréquentes, surveillaient l'arrivée ou le passage de l'ennemi.

De la galerie, des zig-zag sans nombre font passer le voyageur par mille sensations différentes et les vues les plus variées. Là, il s'enfonce dans la profondeur de la gorge; ici, il glisse rapidement le long du flanc vertical de la roche où un faible mur soutient ses pas. Sans voir jamais le chemin qu'il vient de parcourir ni celui qui lui reste à faire, sans

(*) *Ego non ascendi hunc montem citra tremorem ossium et cordis,* pag. 347.

voir le compagnon qui le précède ni celui qui le suit, il s'élève, en changeant mille fois de direction, comme s'il était enfermé dans l'escalier d'une tour immense dont il remonte les contours sans en connaître ni le fond ni la hauteur, ou perdu dans un vaste labyrinthe dont rien ne lui montre l'issue. Après mille tours, mille émotions, des vues variées à l'infini, pendant cette pénible ascension, il arrive enfin au sommet du Gemmi où un nouveau spectacle va se présenter à ses regards. Le plus haut point du passage du Gemmi est à une élévation de 7095 pieds au-dessus de la mer (*). A peu près 2745 pieds au-dessus du village des Bains. Un refuge, construit en pierres, abrite quelquefois le passant que la tempête ou la tourmente surprend dans ces lieux solitaires.

Parvenu au col, le voyageur jouit, en se reposant, d'une vue magnifique. Le vallon des Bains, tous les sites pittoresques de ce bassin remarquable, le village, le glacier et les prairies qui l'environnent, le cours de la Dala, les forêts qui couvrent les côteaux, au levant et au midi des Bains, les rochers qui les couronnent, puis les vastes pâturages des montagnes de Torrent et de Chermignon que nous avons déjà parcourus: tout cet ensemble se présente à lui comme un seul tableau. Mais, s'il sort de ce cercle étroit, un spectacle bien plus grandiose et plus imposant se déroule à ses regards dans le lointain. Les majestueuses sommités de la chaîne méridionale du Valais élèvent dans les cieux leurs têtes orgueilleuses ou déploient sur leurs versans ou dans leurs gorges des glaciers immenses. Parmi ces masses imposantes, on distingue surtout par leur grandeur colossale, le Dôme, le Weisshorn, la Dent Blanche, La Blava, etc.

Quelques auteurs ont prétendu que l'on apercevait encore de ce point le Mont-Rose, le Mont-Moro, le Cervin ; c'est

____

(*) M. Berchtold.

une erreur. Ces pointes ont été confondues avec celles qui forment la première chaîne de la vallée de Viége, au-dessus de Saas.

Pour celui qui a fait l'ascension du Torrenthorn et qui a joui de la vue unique de cette pointe, celle du Gemmi perd un peu de son intérêt, puisqu'elle rappelle, quoiqu'en plus petit nombre, les objets vus de la première sommité.

Sur les plateaux qui entourent le refuge et sur le haut du Gemmi croissent *Draba Johannis Host*, *Oxytropis campestris DC.*, *Arnica scorpioides*, *Aconitum hebegynum Gaud.*, *Draba tomentosa Wahl.*, *Alsine caricifolia Wahl.*, *Arenaria biflora*, *Phaca frigida Jacq.*, *Potentilla minima Hal.*, et *aurea L.*, *Sedum atratum*, *Saxifraga aspera bryoides Gaud.*, *Galium tenerum*, *Aster alpinus*, *Erigeron uniflorum*, *Gnaphalium Carpathium Wahl,*, *Artemisia mutellina Wild.*, *Cistinus spinosissimus Scop.*, *Hieracium intybaceum Jacq.*, *Campanula valdensis All.*, *Vaccinium uliginosum*, *Arbutus alpina et uva ursi*, *Tozzia alpina*, *Pedicularis foliosa DC.*

Après avoir contemplé les merveilles que la nature a étalées à ses yeux au sommet du Gemmi, le voyageur se dirige, à travers les rochers dépouillés, vers le Daubensée. Il aperçoit, sur sa gauche, la vaste étendue du glacier de Lammern qui l'alimente et cotoie bientôt les bords bouleversés du lac, pour arriver à l'auberge du Schwarbach dont nous avons déjà parlé, et où il prend un peu de repos avant de continuer sa route vers Kandersteg et la vallée de Frutigen.

Inden. Lorsque la route en construction sera achevée, Inden offrira un point de promenade d'autant plus fréquenté qu'il est à une petite distance et que l'on pourra s'y rendre en voiture. Les personnes faibles et délicates, les malades que des infirmités graves empêchent de marcher, les enfans, trouveront une distraction sans fatigue et sans danger.

Si l'on ne jouit pas, sur la route d'Inden, de vues aussi étendues que celles que présentent les points élevés que nous avons signalés, les paysages rians et variés qui se déroulent au regard du promeneur le dédommagent amplement de la vue des glaciers et des colossales chaînes des hautes Alpes. Le botaniste surtout pourra cueillir, sur le trajet qui sépare les deux villages, dans les prairies qui descendent vers la Dala, en sortant des Bains, *Geranium lividum l'Hérit.* ; après avoir traversé le pont, *Lilium Martagon L.*, *Czackia Liliastrum And.*, *Phyteuma orbiculare et Halleri All.*, *Laserpitium latifolium L.*

AMÉLIORATIONS
ET CHANGEMENS DIVERS.

Dans la description des bains et de leurs dépendances, il a été dit que les nombreuses imperfections qui existent exigeaient des modifications, et que l'introduction de quelques réformes contribueraient au développement et à la prospérité de ces utiles établissemens. Les plaintes que font entendre les baigneurs, si elles sont quelquefois exagérées, ont aussi souvent un motif fondé. Il est nécessaire d'obvier à plusieurs difficultés qui donnent lieu à des réclamations désagréables pour celui qui les fait et pour celui à qui elles sont adressées.

L'organisation intérieure des bains demande des changemens essentiels. Tout le monde est d'accord que les carrés ne présentent pas toutes les conditions nécessaires de commodité, d'espace et de propreté, non seulement, sous le rapport de la société, mais encore sous le rapport médical.

Nous voyons souvent dans une seule piscine une trentaine de malades de différens âges, de différens sexes, dont le tempérament et la maladie n'ont aucun rapport. Tous sont plongés dans un bain dont la température (29 à 30° R.) est la même. Les enfans et les femmes, d'une sensibilité excessive, doivent éprouver des effets tout autres que les personnes âgées chez lesquelles la réaction de l'organisme est plus lente et la vitalité moins irritable. On conçoit que telle affection ne demande pas un degré de température que supportera telle autre et *vice versa*. De là les accidens que l'on voit souvent. Plusieurs personnes sont obligées de quitter le bain dont elles ne peuvent supporter la chaleur; tandis que d'autres demandent à grands cris de l'eau chaude nouvelle et trouvent leur bain trop froid. Cette différence dépend sans doute de bien des circonstances. La sensibilité de l'individu, la nature de son affection, l'époque de sa cure doivent modifier le degré de température qui lui convient.

Il naît souvent des conflits entre les baigneurs et des réclamations aux autorités sur lesquelles il est fort difficile de décider, avec le mode d'administration actuel. Il est donc urgent d'établir une température différente dans les diverses piscines. Cette température serait réglée par un thermomètre, fixé dans un coin, et enfermé d'une grille. Les médecins pourront alors envoyer leur malade dans la piscine dont la température lui convient. Lorsque la baignée est arrivée à une certaine période, le malade se rendrait dans une autre piscine, selon qu'il lui serait prescrit. Il pourrait ainsi modifier la température de son bain. On éviterait par ce moyen l'inconvénient de voir des malades quitter les bains avant le temps, où la poussée se prolonger quelquefois au-delà de son cours ordinaire, etc.

Il serait convenable aussi de prendre des mesures pour que l'eau fût renouvelée pour chaque bain. On comprend la répugnance que doivent éprouver beaucoup de personnes pour entrer dans une piscine où sont plongés, de quatre à dix heures du matin, une trentaine de malades qui leur sont entièrement inconnus. Cette répugnance, bien naturelle, doit augmenter encore, lorsqu'elles sont obligées d'entrer l'après midi dans une partie de l'eau qui a servi le matin ; à moins que l'on ne tienne aucun compte des excrétions naturelles et morbides d'un si grand nombre d'individus dans une masse d'eau si peu considérable. Cette amélioration est d'une nécessité urgente. Elle est conforme aux besoins et aux exigences de la société moderne. Elle coûtera peu de frais. L'eau conduite au moyen de tuyaux dans un courant d'eau froide jusqu'à la température voulue, entrerait dans la piscine, où un courant continuel serait établi. Un autre avantage résulterait de ces dispositions ; c'est que l'eau, arrivant de la source, avec tous les principes qui entrent dans sa compotion, n'éprouverait aucune modification par l'évaporation. Les parties gazeuses dont la volatilité est extrême, exerceraient leur action immédiate sur l'organisme. C'est encore une question importante à étudier que celle de savoir si l'eau qui a reposé, pour le refroidissement, pendant plusieurs heures, dans une piscine, produit sur l'économie les mêmes effets que celle qui coulerait immédiatement de la source, chargée de tous les élémens minéralisateurs. La différence que les anciens avaient déjà observée dans le *bain des guérisons*, où ce mode d'administration était en usage, c'est-à-dire où les malades baignaient dans un courant d'eau continuel, mérite bien d'être prise en considération.

Les vestiaires qui existent à côté des piscines ne sont pas assez nombreux. Sans compter qu'ils devraient être séparés pour les sexes différens, ils ne peuvent suffire au fort de la saison, où les bains sont remplis. Le premier inconvénient que cette disposition présente, est celui d'empêcher les baigneurs de sortir du bain à l'heure prescrite. Lorsque trente personnes doivent passer au même vestiaire pour entrer et sortir du bain, on comprend qu'un retard plus ou moins long empêche un grand nombre de malades de sortir du bain à l'heure qui leur est désignée. Les vestiaires devraient toujours être chauffés d'une manière uniforme et un

thermomètre devrait y être suspendu. Les parois de l'intérieur pourraient être divisées en armoires numérotés et fermant à clé, où chacun pendrait son linge séparément en
entrant au bain. Ce n'est pas que cette mesure soit nécessaire, parce que des soustractions pourraient avoir lieu,
ces cas sont très-rares. Mais souvent on égare son linge
et pendant qu'on le cherche en sortant du bain, on s'expose
à un refroidissement ou l'on fait attendre la personne qui
doit sortir immédiatement.

Les portes des vestiaires qui ouvrent à l'extérieur de l'édifice devraient être supprimées. Pendant le bain des étrangers
peuvent se glisser dans les vestiaires sans être aperçus, y commettre des vols ou autres abus. En sortant du bain, pour
rentrer dans leurs chambres, les malades oublient souvent
de fermer ces portes; les vestiaires ouverts se refroidissent,
et de là mille réclamations de la part des personnes qui suivent.

Les portes des entrées principales devraient être doubles,
afin d'éviter les courans d'air. Au *bain vieux*, où elles n'existent pas, il n'est pas rare de voir les deux grandes portes
ouvertes en même temps et livrer ainsi passage à un courant
fort dangereux et fort désagréable pour les malades.

Souvent les passans viennent, sans autre formalité,
prendre un bain de propreté avec les habitués de la piscine.
Ce bain de propreté n'est pas de nature à rendre l'eau très-
propre; les baigneurs font entendre des plaintes qui ne sont
pas sans fondemeut. L'établissement d'un ou de plusieurs
petits carrés destinés aux passagers qui désirent prendre un
bain, serait une amélioration désirable. Elle ferait cesser un
abus inconvenant et qui donne lieu souvent à beaucoup de
réclamations.

Les voyageurs ont assez l'habitude de visiter les bains
pendant que les malades s'y trouvent. Comme il n'existe
aucun règlement sur la matière, il y en a qui entrent avec

une liberté vraiment insultante, comme s'ils allaient visiter une exposition sur un marché. Il en est même qui procédent avec un tel manque de convenance qu'ils laissent les portes ouvertes en entrant, ne font aucun signe de politesse et considèrent les baigneurs comme des êtres mis dans l'eau pour être vus. Des scènes violentes ont eu lieu souvent pendant ces visites intempestives entre les baigneurs et les curieux, auxquels on a rappelé plus d'une fois les règles de la civilité et de la bienséance.

Ces scènes désagréables auraient un terme, si on établissait un règlement en vertu duquel nul étranger ne pourrait visiter les bains sans une carte de l'inspecteur et à des heures fixes.

Une légère rétribution serait payée pour les cartes d'entrée. Cet argent serait destiné à la caisse des pauvres.

La goutière qui traverse le *bain vieux* est d'une grande utilité, parce que chaque baigneur peut y prendre, sans augmenter la chaleur du bain, de l'eau pure de la source pour laver des parties de la tête atteintes de maladies. Cette disposition manque au *bain neuf*, où on l'a déjà souvent réclamée. Lorque les malades veulent tremper une éponge ou prendre de l'eau d'une maniére quelconque, il en coule toujours une certaine quantité dans le bain, ce qui augmente insensiblement la température. Une goutière serait facile à établir le long des parois des carrés, dans la direction du canal principal.

La douche étant un des plus puissans moyens que mette en usage la thérapeutique des eaux minérales, son organisation doit attirer toute l'attention de la direction des établissemens de bains.

A Loëche, les douches doivent subir de grands changemens, car, dans l'état actuel, elles ne répondent pas aux besoins de la médecine ni aux effets qu'on doit en espérer.

Les cabinets de douches, *au bain vieux* surtout, sont trop étroits et trop sombres. Les personnes de haute taille ne peuvent y prendre les positions convenables. Il manque d'espace aussi pour y placer les appareils nécessaires sans lesquels la douche ne peut être appliquée sur certaines régions malades. Un autre inconvénient résultant de cet arrangement, c'est que les baigneurs sont obligés d'y entrer et de s'enfermer seuls. Si un accident arrive, ce qui n'est pas rare pour les personnes qui prennent une forte douche un peu prolongée, elles sont sans secours. Il est urgent d'obvier aux graves accidens qui peuvent en résulter, en donnant aux cabinets de douche assez de lumière, assez d'espace pour la position des appareils divers et pour qu'un doucheur ou une doucheuse puisse y entrer avec le malade, comme cela se pratique ailleurs.

Les cabinets de douches ne sont pas assez nombreux. Un grand nombre de malades en font usage. C'est le matin ordinairement qu'elle est appliquée. Il est impossible, pendant le fort de la saison, que tous les malades auxquels elle est ordonnée puissent la prendre d'une manière convenable.

La hauteur de la douche doit être modifiée. Au *bain neuf* et au *bain vieux* la hauteur n'est que de neuf à dix pieds, ce qui n'est pas suffisant pour une douche à forte pression.

Une amélioration d'une grande importance serait l'établissement à Loëche de la douche écossaise. Ce n'est pas ici le lieu de s'étendre sur les avantages thérapeutiques qu'elle présente. Les bons effets de la méthode perturbatrice dans le traitement d'un grand nombre d'affections sont trop bien constatés, pour qu'on ne doive pas désirer avec ardeur son introduction à Loëche.

L'introduction des bains à vapeur ou étuves est véritablement à désirer. Il est même étonnant qu'on ait tardé si longtemps à introduire un mode d'administration dont les effets remarquables sont bien constatés dans un grand nombre de maladies. L'action des étuves est d'une énergie étonnante. Les parties gazeuses et volatiles de l'eau sont beaucoup plus pénétrantes que les parties humides, leur action est plus vive et leurs effets plus marqués.

Cette amélioration dont le besoin est généralemet senti ne sera pas oubliée dans la construction du bain neuf.

Le service des bains devrait généralement être fait par des gens très-intelligens qui seraient soumis à un réglement et à une surveillance exacte de la part de l'administration, pour tout ce qui concerne la branche de service dont ils sont chargés. On ne verrait pas alors les domestiques, occupés à toutes sortes de choses, oublier un malade au bain et le laisser beaucoup plus longtemps qu'il ne devrait y rester.

Les changemens et les réformes que nous venons de signaler si succinctement n'ont rapport qu'aux avantages médicaux qui en résulteraient pour les malades. Dire les améliorations à introduire pour l'amusement et la distraction des étrangers, énumérer tout ce qu'il y aurait à faire pour leur rendre le séjour de Loëche, assez triste et ennuyeux du reste, plus agréable, n'entre pas dans notre sujet.

Une bibliothèque publique, un cabinet de lecture où l'on trouverait les journaux, quelques nouveautés littéraires et scientifiques, une salle pour les soirées et les réunions des étrangers qui, souvent ne peuvent se voir à l'hôtel, le catalogue de tous les baigneurs avec leur adresse, le numéro de leurs chambres pour faciliter les visites, sont des objets faciles à introduire et que tout le monde verrait avec plaisir.

Les réflexions qui précèdent n'ont point été suggérées par un esprit de critique, mais par le désir de contribuer au développement et au progrès de Loëche-les-Bains, de faire connaître les propriétés remarquables de ses sources précieuses, qui font sa célébrité et qui, sont la première condition de son brillant avenir.

Les vestiaires, les cabinets de bains et ceux des douches devraient avoir des sonnettes pour appeler les gens de service ou les domestiques. On voit souvent les malades attendre beaucoup plus longtemps qu'ils ne devraient les personnes qui sont chargées de venir les sortir du bain.

Il arrive aussi que le malade, enfermé à la douche, ne sait si le temps est écoulé et quand il doit se retirer, si personne ne vient l'avertir. Si les personnes qui sont au bain l'oublient, il peut prendre sa douche pendant un temps trop long et ne pas en retirer tout l'avantage désirable.

A Loëche, où les sources sont si abondantes, rien ne serait si facile que l'établissement d'une vaste piscine de natation, comme elle existe à Aix. Il serait trop long d'énumérer ici les nombreux avantages qu'on pourrait en retirer dans beaucoup d'affections. Le mouvement joint à l'action des eaux doit puissamment seconder les modifications qu'elles opèrent dans l'économie. Les jeunes gens scrophuleux, difformes, dont les tissus lâches et peu developpés demandent l'exercice pour se fortifier, en éprouveraient surtout des effets salutaires.

ADMINISTRATION

ET MESURES DE POLICE.

—

Les eaux minérales sont une source de prospérité vers laquelle doivent se diriger toutes les forces actives des industries nationales; car les sources de la santé peuvent devenir celles de la richesse (*). Il ne faut donc pas s'étonner si les gouvernemens de toutes les nations civilisées vouent la plus sérieuse attention à l'administration de leurs établissemens d'eaux minérales et travaillent de toutes leurs forces à en favoriser le développement.

Les thermes étant le rendez-vous ordinaire d'un grand nombre d'étrangers de toutes les nations, il est nécessaire que des réglemens de police établissent une direction pour leur conduite et des mesures de surveillance à observer pendant leur séjour aux eaux. Ces réglemens ont rapport, les uns à l'administration des eaux proprement dite, les autres aux diverses formalités à remplir par les étrangers pendant leur séjour dans les établissemens thermaux.

Il ne sera pas inutile, surtout pour les personnes qui n'ont

(*) Alibert, *Précis historique des eaux minérales.*

jamais fréquenté les eaux de Loëche, de communiquer ici les divers réglemens, décrêts, tarifs, etc., arrêtés par les autorités cantonales ou locales et dont les dispositions sont encore en vigueur aujourd'hui. Nous nous abstenons de toute réflexion sur leur contenu; chacun peut facilement apercevoir les lacunes nombreuses qu'ils renferment et combien ils laissent à désirer.

LOI SUR LE SERVICE ET LA POLICE DES BAINS

DE LOËCHE.

LA DIÈTE DE LA RÉPUBLIQUE ET CANTON DU VALAIS.

Vu les anciens réglemens émanés de l'autorité souveraine,

Ordonne :

Art. 1er. Un inspecteur, à la nomination du conseil-d'Etat, est chargé de la police des eaux de Loëche.

Art. 2. L'inspecteur règle, de concert avec les médecins gradués qui fréquentent ces eaux, la température des bains. Il veille à la salubrité et à la propreté des bâtimens.

Art. 3. Toute personne, qui prend les eaux, devra dans les deux premiers jours de sa cure, indiquer à l'inspecteur ses noms, ainsi que le lieu de son domicile.

Art. 4. Les bains seront ouvert chaque jour dès les quatre heures du matin jusqu'à onze heures, et depuis deux heures de relevée jusqu'à cinq heures.

Art. 5. Le nombre des baigneurs dans chaque bassin soit carré du bain sur la place, ainsi que dans le bassin du couchant du vieux bain, est fixé à vingt-cinq. Il sera de trente-cinq dans les carrés du bain neuf.

En cas de grande affluence, l'inspecteur pourra porter ce

nombre jusqu'à trente dans les deux premiers bains et à quarante cinq dans le troisième.

Art. 6. Lorsque les circonstances permettront de réserver, pour l'après-midi des bassins, dont l'eau n'ait pas servi le matin, l'inspecteur veillera à ce qu'on satisfasse à cet égard les désirs des baigneurs.

Art. 7. Personne ne peut entrer dans le bain sans être revêtu d'une chemise longue et ample, en étoffe de laine ou en toile grossière, sous peine de deux francs d'amende.

La même peine sera encourue par ceux qui n'y entreraient pas, ou n'en sortiraient pas d'une manière décente.

Art. 8. Pour l'entrée dans les bains on suivra son tour d'arrivée sur la galerie, et pour la sortie, celui de l'arrivée des domestiques.

Art. 9. Nul ne peut être servi dans les cabinets que par un domestique du même sexe. Il est défendu, sous peine de deux francs, à tout autre personne d'y entrer, pendant que quelqu'un s'y habille ou se déshabille.

Art. 10. Les baigneurs seront attentifs à ne rester dans le cabinet que le temps nécessaire pour se déshabiller ou se rhabiller, afin que les autres personnes, qui veulent entrer aux bains ou en sortir, ne soient pas obligées d'attendre.

Art. 11. Il sera assigné par l'inspecteur un bain particulier aux malades affligés d'ulcères, ou d'autres infirmités qui peuvent causer de la répugnance.

Il sera aussi désigné un bain particulier pour les pauvres.

Art. 12. Les enfans au-dessous de trois ans, et ceux dont la propreté ne pourra être certifiée par les personnes qui les soignent, ou qui, par des cris immodérés, fatigueraient les baigneurs, ne seront pas admis dans les carrés ordinaires.

L'inspecteur leur désignera un emplacement particulier.

Art. 13. Les douches seront administrées par les soins du directeur des bains appelés communément *Badmeister*.

On les prend d'après l'ordre d'entrée dans les carrés.

L'établissement de la douche sera organisé de manière à ce que la personne qui la reçoit, ne puisse être aperçue de la personne qui l'administre.

Art. 14. Le badmeister devra être âgé de quarante ans, marié ou veuf. Il devra parler français et allemand, et être recommandable par sa probité.

Art. 15. Lorsque le badmeister sera empêché, il se fera remplacer par une personne agréée par l'inspecteur.

Le badmeister ne pourra pareillement employer pour le service des bains, que des individus reconnus aptes par l'inspecteur.

Art. 16. L'opération des ventouses se fera dans un bain séparé.

Art. 17. Il est défendu à quiconque:

De faire jaillir ou de jeter de l'eau des bassins ou du canal, à peine de quatre francs;

De cracher dans les bassins, dans le canal, ou contre les parois du bain, à peine d'un franc;

De jeter dans les bassins quoi que ce soit qui puisse incommoder les baigneurs, à peine d'une amende de quatre francs;

De siffler ou de fumer dans le bain ni dans les trottoirs entre les carrés, à peine de deux francs.

Art. 18. Est pareillement interdit tout chant bruyant qui pourrait causer quelque incommodité aux baigneurs, sous peine d'encourir une amende de deux fr.

Art. 19. Toute discussion en matière de religion est de même défendue, sous peine d'une amende de dix fr. à payer par chacun de ceux qui y auront pris part.

Art. 20. Les actions indécentes, les propos libres, et en

général tout ce qui peut blesser les mœurs et l'honnêteté, sera puni d'une amende de quatre à vingt francs (*).

Art. 21. Celles de ces actions ou paroles, qui seraient d'une nature assez grave pour être poursuivies correctionnellement, seront dénoncées aux tribunaux

Art. 22. L'inspecteur, s'il est médecin, donnera les soins de son art aux pauvres qui seront admis aux bains, tant étrangers qu'indigènes

Art. 23. Il sera fait pour eux, et notamment chaque dimanche, dans les auberges et maisons de pensions, des collectes qui devront être accompagnées d'une note indiquant leur produit, note qui sera signée par les maîtres de ces maisons.

Art. 24. Le montant de ces collectes sera remis au révérend curé, qui, de concert avec l'inspecteur et un ou deux baigneurs qu'ils s'adjoindront, en fera la distribution.

Art. 25. Ne seront admis à participer à ces collectes que les individus qui produiront des attestations de pauvreté, délivrées par les autorités de leurs communes.

Ne seront de même pas admis ceux qui seraient entretenus par des établissemens de charité.

Art. 26. Les amendes prononcées par le présent réglement seront encourues pour chaque contravention, et leur produit sera versé dans la caisse des pauvres.

Art. 27. Les plaintes et les réclamations de tout genre, qui pourraient s'élever relativement au service des eaux, seront adressées à l'inspecteur.

(*) Le réglement de 1600 fixait une amende de 3 écus pour les baigneurs qui tenaient des propos indécens ou chantaient des chansons luthériennes (*Lutherische Lieder*) ; et une amende de 3 fl. pour les personnes de différent sexe qui se baignaient dans la même piscine.

Art. 28. Les contraventions aux présentes dispositions lui seront pareillement dénoncées.

Art. 29. L'inspecteur portera ces contraventions à la connaissance du juge local, délégué à cet effet, lequel prononcera sommairement et sans appel après avoir entendu les intéressés. Il percevra les amendes dont le versement sera fait, comme il est dit à l'article 26.

Art. 30. Le badmeister et les gendarmes sont tenus de déférer en tout point aux ordres qui leur seront donnés par l'inspecteur, en vertu du présent réglement, dont l'exécution lui est spécialement recommandée.

Art. 31. Le présent règlement sera affiché dans l'intérieur de chaque bain et dans la salle à manger de chaque auberge et maison de pension, pour être exécuté dans sa forme et teneur.

Donné en diète à Sion le 5 décembre 1825.

(Suivent les signatures).

RÉGLEMENT DU BAIN DES PAUVRES.

La commission considérant qu'il est conforme à l'intention des bienfaiteurs et avantageux pour les pauvres qu'un ordre régulier et sévère soit établi pour les baigneurs pauvres,

Ordonne :

Art. 1er. Tout individu qui voudra se baigner dans le bain des pauvres devra, avant de commencer la cure, en demander l'autorisation à M. l'inspecteur des bains.

Art. 2. Tout baigneur pauvre est tenu, aussitôt après son arrivée à Loëche-les-Bains, de se présenter, muni de certificats de pauvreté en dues formes, à MM. le révérend curé, à l'inspecteur des bains, et au médecin des pauvres.

Il doit en outre se rendre, chaque lundi, à une heure après midi, dans la demeure de M. le révérend curé.

Art. 3. Les baigneurs pauvres, aux heures fixées, doivent se présenter régulièrement à leur médecin et suivre ponctuellement ses prescriptions.

Art. 4. Le linge nécessaire pour le bain est distribué à chaque baigneur pauvre par les soins de M. le révérend curé. Mais lorsque la cure est terminée, il doit être restitué, dans le meilleur état de conservation possible, pour servir ultérieurement à d'autres pauvres.

Art. 5. Il est expressément défendu, même aux personnes du même sexe, d'entrer dans les vestiaires pendant que quelqu'un s'y habille et s'y déshabille.

Art. 6. Il est défendu de mouiller les autres baigneurs dans le bain, de cracher dans le bassin ou sur les parois, de fumer et de faire trop de bruit.

Art. 7. Il est sévèrement défendu de commettre dans le bain des actions déshonnêtes, d'y tenir des propos offensans, d'y chanter des chansons indécentes et irréligieuses, en général, tout ce qui est contraire aux convenances et aux bonnes mœurs.

Art. 8. Il est sévèrement défendu à tout pauvre, soit dans les maisons, soit sur les rues, de demander l'aumône aux baigneurs ou aux étrangers.

Toute contravention au présent règlement sera, selon la gravité du cas, puni chaque fois, par la commission, par une retenue proportionnée sur la valeur à distribuer, au pauvre qui s'en sera rendu coupable.

Loëche-les-Bains, le 1er juillet 1839.

(Suit la signature).

LE CONSEIL D'ETAT,

Ayant reconnu que les dispositions de police relatives aux voyageurs de l'étranger et de l'intérieur, prescrites par la loi du 6 décembre 1808 et par le règlement spécial émané de la Diète en date du 5 décembre 1825, ne sont pas régulièrement exécutées aux bains de Loëche.

Arrête :

Art. 1ᵒʳ. Toutes les personnes tenant auberge ou pension aux bains de Loëche, sont astreintes à tenir registre de ceux qui logent chez elles, où elles inscriront le nom, la qualité, la patrie des voyageurs et le lieu d'où ils viennent.

Art. 2. Les dits maîtres d'auberges ou de pension remettront tous les matins, à 8 heures au plus tard, à l'inspecteur des bains, la liste des personnes arrivées la veille et de celles qui auront quitté leur maison.

Art. 3. Pareille liste sera remise par eux aux gendarmes chargés de les recueillir pour les transmettre à la direction centrale de police.

Art. 4. Les contrevenans aux obligations énoncées aux articles 1, 2 et 3, seront passibles d'une amende de vingt batz pour chaque contravention.

Art. 5. Ces contraventions seront portées à la connaissance du juge local qui est délégué à cet effet, et qui prononcera sommairement et sans appel après avoir entendu les intéressés.

Art. 6. Les amendes seront perçues par l'inspecteur des bains, qui en fera le versement dans la caisse des pauvres, conformément au règlement de la Diète du 4 décembre 1825.

Art. 7. Le présent arrêté sera affiché dans l'intérieur de chaque bain et dans la salle à manger des différentes auberges et maisons de pension.

Donné en Conseil d'Etat, à Sion, le 3 juin 1828.

(Suivent les signatures.)

LE CONSEIL D'ÉTAT DE LA RÉPUBLIQUE ET CANTON DU VALAIS,

Voulant assurer aux personnes qui fréquentent les bains de Loëche des moyens de transports sûrs, réguliers et à un prix modéré, et les garantir de toutes les difficultés à cet égard;

Vu la loi du 4 décembre 1807, et les autres règlemens postérieurs;

Arrête :

Art. 1er. Il sera établi aux bains de Loëche, à Sierre, au bourg de Loëche et à Sarquenen, un commissaire chargé d'assurer aux voyageurs les moyens de transport dont ils auront besoin.

Art. 2. Les propriétaires de chevaux et mulets, demeurant dans la commune, qui voudront se soumettre à conduire les voyageurs et à en transporter les effets, à tour entre eux, et aux prix fixés par le tarif ci-après, se feront inscrire chez le commissaire, qui en dressera la liste et donnera à chacun d'eux un numéro pour régler leur tour de service.

Art. 3. Les chevaux et mulets devront être exempts de tout vice qui pourrait compromettre la sûreté des personnes.

Les selles seront bien conditionnées, garnies de bonnes sangles et de courroies pour attacher le porte-manteau; il y aura une bride ou au moins un licol en bon état.

Le commissaire est spécialement chargé de cette police. Il fera, aussi souvent qu'il le jugera nécessaire, l'inspection des montures et de toutes les parties de l'équipement. Tout soumissionnaire qui serait en défaut sur quelque point, sera rayé de la liste jusqu'à ce qu'il se soit mis en règle.

Art. 4. Le soumissionnaire sera obligé de marcher sur l'ordre du commissaire, à défaut de quoi il sera remplacé par le numéro suivant, et perdra son tour, à moins qu'il n'ait eu un empêchement légitime, ce dont le commissaire décidera.

Art. 5. Chaque cheval ou mulet de selle sera toujours accompagné d'un conducteur n'ayant aucun défaut qui le rende impropre à ce service. Il se tiendra à la tête du cheval et ne devra jamais le quitter.

Ces conducteurs ne pourront être au-dessous de l'âge de 16 ans.

Les femmes ne seront reçues pour conducteurs que lorsqu'elles en auront été reconnues capables par le commissaire.

Art. 6. Le cheval ou mulet de selle ne pourra être chargé d'un porte-manteau ou valise de plus de 25 livres.

Celui de somme ne pourra être chargé de plus de 170 livres en une seule pièce, et de deux quintaux et demi en deux pièces.

Art. 7. Les personnes du pays auront toujours la liberté d'employer d'autres chevaux et mulets que ceux des soumissionnaires. Mais nul autre ne pourra en fournir, au préjudice de ceux-ci, aux étrangers, sous peine d'une amende de huit francs par cheval ou mulet, dont un tiers aux pauvres du lieu, un tiers au commissaire et un autre tiers au profit des soumissionnaires ensemble.

Art. 8. Néanmoins les voyageurs auront la faculté d'employer les chevaux avec lesquels ils seront arrivés dans le pays.

Art. 9. Il sera aussi fourni, par les soins du même commissaire, des porteurs, lorsqu'il en sera demandé, soit pour les personnes qui ne seraient pas en état de supporter le cheval, soit pour transporter des effets.

Le nombre des porteurs est réglé comme suit :

Pour un enfant de cinq ans et au-dessous, un seul porteur ; mais il recevra un tiers de la taxe du tarif, de plus que les autres porteurs ;

Pour un enfant de 5 à 10 ans, deux porteurs ;

Pour une personne au-dessus de 10 ans, quatre porteurs ;

Si elle est d'un poids au-dessus du commun, six porteurs ;

Si cependant elle est d'un poids extraordinaire, et que le commissaire le juge nécessaire, il pourra ajouter deux porteurs et jamais de plus.

Art. 10. En cas de contestation au lieu du départ entre les voyageurs et les conducteurs, le commissaire en décidera, sauf recours, de la part des voyageurs seulement, au juge local.

S'il s'élève quelque contestation pendant la course ou au lieu de l'arrivée, elle sera décidée par le commissaire de ce lieu, qui pourra prononcer la restitution au voyageur d'une portion ou de la totalité du prix de la course, suivant les cas.

Si les plaintes des voyageurs sont de nature à donner lieu à une peine plus considérable, s'il y a eu insulte grave envers eux, s'ils ont éprouvé des dommages en leur personne ou leurs effets, par la faute du conducteur, ou par le défaut des montures ou de leur équipement, elles seront portées devant le juge local qui prononcera définitivement.

Dans tous les cas, le prononcé se fera sommairement et sans frais.

Et s'il y a condamnation pécuniaire au profit du voyageur, l'avance en sera faite par le commissaire du lieu, sauf son recours sur le commissaire du lieu du départ qui se fera rembourser par le soumissionnaire sur lequel portera la condamnation.

Les plaintes contre le commissaire lui-même seront pareillement portées devant le juge local.

Art. 11. Le prix du transport sera payé entre les mains du commissaire du lieu du départ; conformément au tarif ci-après.

Il sera payé en outre au commissaire une rétribution d'un batz par porteur.

Deux batz par cheval ou mulet.

Art. 12. Lorsque les chevaux ou mulets auront été menés sur la place, si les voyageurs, qui les auront arrêtés, ne partent pas, ils paieront cinq batz par cheval.

Art. 13. Il est défendu de monter les chevaux ou mulets avec des éperons.

Les voyageurs ne doivent pas non plus ouvrir de parapluies, étant à cheval, sans que le conducteur en soit prévenu.

Art. 14. Tarif des chevaux, mulets et porteurs, dès les bains de Loëche aux lieux environnans et réciproquement :

Pour un cheval ou mulet de selle ou de somme avec son conducteur.

(En partant à quelle heure que ce soit.)

A Sierre.	35	Batz.
A Sarquenen	26	»
Au bourg de Loëche et à la Souste.	25	»
Au Schwarbach	30	»
A Tauben	20	»
Au Stoc	35	»
A Kandersteg	55	»

Les personnes qui reviendront avec le même cheval, sans découcher, ne paieront que demi-taxe pour ce retour.

Du bourg de Loëche ou de la Souste.

A Tourtemagne	10	Batz
A Sierre	16	»

Pour les porteurs de personnes.

(En partant à quelle heure que ce soit.)

A Sierre . . . . 35 »
A Sarquenen . . . . 26 »
Au bourg de Loëche et à la Souste . . . . 25 »
A Kandersteg . . . . 55 »

Pour les porteurs d'effets.

Un quart de moins que pour les porteurs de personnes Ils ne pourront être chargés de plus de 40 livres.

Art. 15. Les règlemens antérieurs concernant le transport des voyageurs qui fréquentent les bains de Loëche, sont rapportés.

Donné en Conseil d'Etat à Sion, le 10 juin 1829.

(Suivent les signatures.)

DÉCRET ÉTABLISSANT UN TARIF POUR LES BAINS DE LOECHE.

1°

Grand bain sur la place

	F.	R.
Il sera payé par chaque personne pour une cure de vingt-cinq jours	10	
Si la baignée dût se prolonger au-delà de vingt-cinq jours, il sera payé pour chaque jours en sus.		40

2°

Bain neuf de Werra.

Pour un cure de vingt-cinq jours	10	
Au-delà de vingt-cinq jours il sera payé pour chaque jour en sus		40

Carrés particuliers.

Les petits carrés particuliers se paient, sans distinction du nombre de personnes, pour une cure de vingt-cinq jours 40

On paie en outre séparément pour le bain, par personne 10

Pour chaque jour en sus de vingt-cinq, il sera payé, s'il n'y a qu'une personne 1 60

S'il y en a plusieurs, elles paieront collectivement 2

3°

Bain vieux.

Pour une cure de vingt-cinq jours 5

Si elle excède vingt-cinq jours, il sera payé pour chaque jour en sus 20

4°

Bains pris par ceux qui ne font point de cure.

Dans les baignoires 60
Dans les carrés 40

5°

Douches.

Il sera payé pour le service des douches :
De une à quinze minutes 30
Pour chaque cinq minutes en sus 10

6°

Ventouses.

Pour chaque application de ventouses il sera payé 2 1/2

De plus, pour le service des bains :
Dans les baignoires 80
Dans les carrés 30

Quoique la durée d'une baignée soit fixée à vingt-cinq jours, on payera cependant la taxe complète, lors même qu'on n'aurait fait usage des bains que pendant dix-huit jours ; mais si le terme est moindre il ne sera payé qu'une taxe par jour, et elle sera la même que celle établie pour chaque jour excédant le nombre de vingt-cinq.

Il sera fourni à chaque baigneur une tablette pour son service dans le bain ; il sera payé pour ce meuble cinq bat pour la durée de la baignée, quelle qu'elle soit.

Il y a pour les indigens, admis à la distribution des aumônes par la commission de bienfaisance, un bain particulier, où ils peuvent faire la cure sans payer aucune rétribution.

Donné en Diète, à Sion, le 8 mai 1837.

(*Suivent les signatures.*)

TARIF POUR LES PROMENADES DANS LES ENVIRONS

DE LOECHE.

Pour un guide et un mulet, aller et venir compris :

	Fr. de Fce.
Au Torrenthorn	8
Au Gukerhubel	6
Au-dessus du Pas du loup	3
Aux Echelles d'Albinen	2
Au pied du Gemmi	2
Au sommet du Gemmi	4
Au Schwarbach	6
A la montagne de Clavinen	4
Au glacier de la Dala	6
Au Mayen	3
A Feuilleret	3
A la Cascade	1

BIBLIOGRAPHIE.

Auteurs qui ont écrit sur les eaux thermales de Loëche.

GUNDELFINGER, *de thermis badensibus*, 1489.

STUMPFF, Jean, chronique, liv. XI, 1545.

MUNSTER, Seb. *Cosmographia universalis.* Basileœ, 1550.

GESSNER, Conrad, *Excerpta et observationes de thermis, venetiis*, 1553.

COLLINUS, (Gaspard Ambuel) pharmacien à Sion, 1569, *De Sedunorum Thermis et aliis fontibus medicatis.* Cette dissertation se trouve à la fin de l'ouvrage suivant.

SIMLER, *de Vallesia et Alpibus commentarius,* Zurich, 1574.

CONSTANTIN de Castel, Badgespan, en latin et en allemand, Sion, 1647.

FABRICIUS Hildanus, *opera*, Francofurti, 1682. Sa dissertation, *De thermis leucensibus in Vallesia,* a été écrite de 1616 à 1620, quoique ses œuvres n'aient été publiées que plus tard. Il est donc plus ancien que l'auteur précédent.

SCHEUKZER, Jean Jacob, *Schweizerische Berg-Reisen,* Zurich, 1708, vol. 3.

ERLER, Joseph-François, curé d'Altdorf, *Geistlicher Samaritan*, Zug, 1715.

Les Délices de la Suisse, etc., tom. IV, Bâle, 1764.

NATERER, *Beschreibung de Mineral-Wässer des Leuker-Bades*, Sitten, 1769.

ROUELLE, analyse des eaux minérales des bains de Loëche, 1776.

Tableaux de la Suisse ou voyage pittoresque, etc.. tom. IX, Paris, 1785.

MORELL, *Chemische Untersuchung der Gesundbrunnen und Bader der Schweiz*, Bern, 1788. (Ses observations sur les eaux de Loëche ont été faites en 1783).

RAZOUMOWSKI (le comte), Voyages minéralogiques dans le gouvernement d'Aigle et une partie du Valais, Lausanne, 1784.

BOURRIT, Nouvelle description des glacières, vallées de glace et glaciers, etc., tome II, Genève, 1787.

DEVELEY, observations et expériences sur les eaux thermales de Loëche, en Valais, 1797.

HÖLDER, *Reise durch das Wallis*, 1803.

EBEL, *Anleitung die Schweiz zù bereisen*, 2ter und 3ter *Theil*, Zurich, 1804 et 1805.

Lettres sur la route de Genève à Milan, Paris, 1809.

SCHINER, Description du département du Simplon, Sion, 1812.

BRIDEL, Essai statitisque sur le canton du Valais, édition allemande, Zurich, 1821.

URE, D', à Glasgow, 1821.

PAYEN, Essai sur les eaux minérales de Loëche, Paris, 1828.

Brunner et Pagenstecher, *Chemische Analyse der Heil-quellen von Leuk, im canton Wallis*, 1827.

Berchtold (M. le chanoine), *Versuch einer vollkommnen Darstellung der Leuker Bäder und ihrer Topographie* (notice inédite).

Bonvin, D[r], médecin à Loëche pendant la saison des eaux. Notice sur les eaux minérales de Loëche, Genève, 1834.

Studer, *Geologie der westlichen Schweizer Alpen*, Heidelberg une Leipzig, 1834.

Foissac, Notice sur les propriétés médicales des eaux de Loëche, Paris, 1838.

Engelhardt, *Naturschilderungen, Sittenzüge*, etc., Basel, 1840.

NB. Nous ne faisons pas mention de tous les manuels des voyageurs en Suisse; le nombre en est trop grand. Tous s'étendent plus ou moins sur Loëche-les-Bains, ses sources, etc.

TABLE
DES MATIÈRES.

FIN.